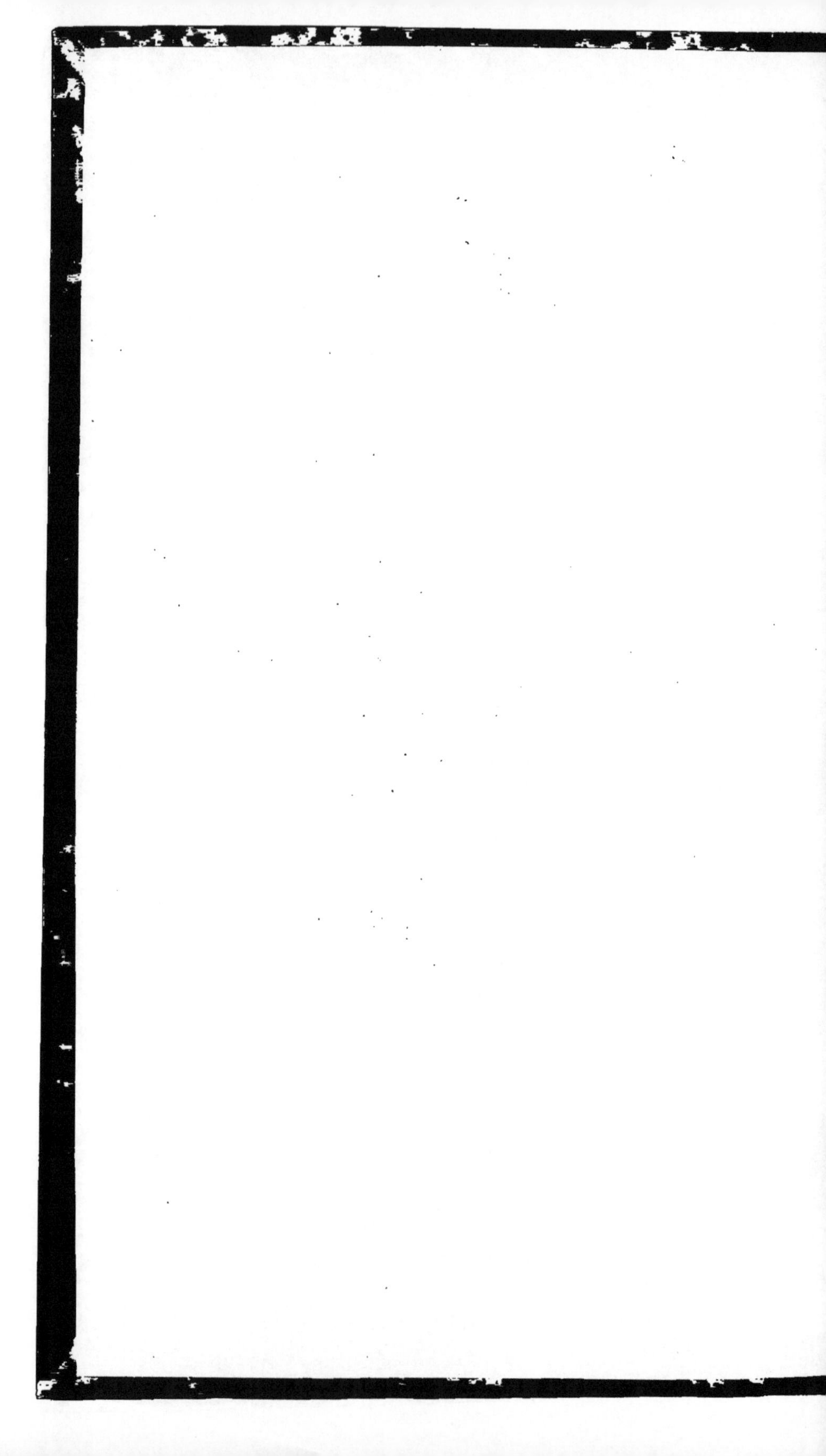

THÉORIE

DE LA

SUPPLÉANCE SENSITIVO-MOTRICE

ET

SES CONSÉQUENCES PRATIQUES

RELATIVES

A LA NÉVROTOMIE ET AUX SUTURES NERVEUSES

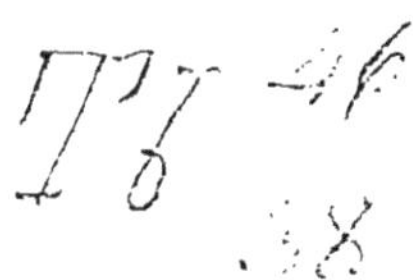

LYON. — IMPRIMERIE PITRAT AINÉ, RUE GENTIL, 4.

THÉORIE

DE

LA SUPPLÉANCE SENSITIVO-MOTRICE

ET SES CONSÉQUENCES PRATIQUES

RELATIVES

À LA NÉVROTOMIE ET AUX SUTURES NERVEUSES

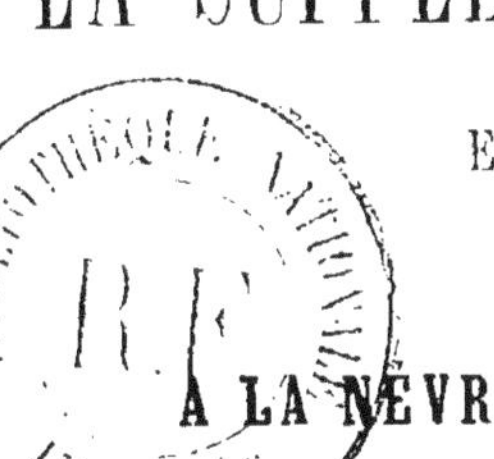

PAR

LE DOCTEUR L. BOUVEROT

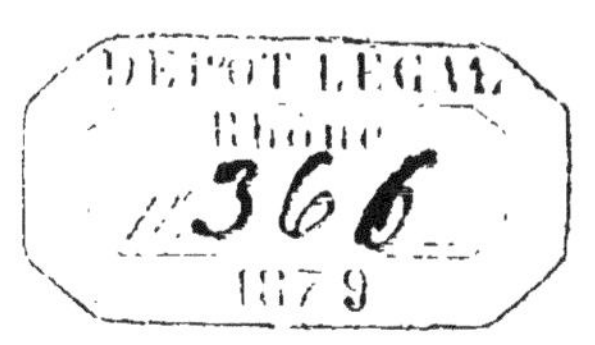

PARIS

LIBRAIRIE J.-B. BAILLIÈRE ET FILS

19, RUE HAUTEFEUILLE, PRÈS DU BOULEVARD SAINT-GERMAIN

—

1879

THÉORIE
DE LA
SUPPLÉANCE SENSITIVO-MOTRICE
ET
SES CONSÉQUENCES PRATIQUES
RELATIVES
A LA NÉVROTOMIE ET AUX SUTURES NERVEUSES

THÉORIE
DES SUPPLÉANCES MOTRICES ET SENSITIVES

DÉFINITION. — On donne ce nom à l'interprétation rationnelle et expérimentale de la persistance de la motilité et de la sensibilité après la section d'un nerf chez l'homme.

HISTORIQUE. — Avant cette théorie, la science n'avait pas d'explication satisfaisante de l'existence des mouvements et de la sensibilité du département d'un nerf sectionné. La doctrine de la régénération du nerf paraissait la plus acceptable. Quelques physiologistes, limitant leurs recherches à un champ trop restreint, ne pouvaient s'élever à la généralisation des phénomènes sensitivo moteurs, observés sur le territoire des nerfs sectionnés chez l'homme ; aussi tardèrent-ils à comprendre ces faits, et quand vint l'heure de la discussion (1869), se montrèrent-ils les partisans passionnés de l'ancienne doctrine de la régénération.

A cette date, les physiologistes auxquels je fais allusion n'avaient donc aucunement pénétré les phénomènes moteurs et sensitifs observés chez l'homme après la section d'un nerf. La sensibilité conservée leur paraissait si grande, les mouvements si accusés, qu'ils ne pouvaient admettre autre chose, pour l'expliquer, que la restauration du tronc nerveux.

La théorie des suppléances motrices et sensitives fut formulée pour la première fois vers la fin de l'année 1867.

A cette date, son auteur, M. Létiévant, constata, sept heures après l'opération qu'il avait pratiquée sur le nerf médian au bras, la persistance de la motilité et de la sensibilité sur la région du médian à la main du malade.

Les caractères imparfaits de ces fonctions persistantes démontraient que la motilité, comme la sensibilité, ne pouvaient être produites que par l'influence des nerfs voisins.

Quelques physiologistes qui observaient ce malade, alors couché au n° 83 de la salle Saint-Louis à l'Hôtel-Dieu, disaient, les jours suivants, que cette motilité et cette sensibilité étaient le résultat d'une régénération nerveuse.

Un mois plus tard (janvier 1868), M. Létiévant

constata les mêmes phénomènes : fonctions imparfaites entretenues par les nerfs voisins.

Après neuf mois (octobre 1868), la sensibilité de la main de l'opéré avait les mêmes caractères que ceux observés les premières heures, les premiers jours. — La motilité persistait aussi comme au début : les mouvements produits malgré l'atrophie des muscles du médian absolument complète et devenue visible par la déformation qui en résultait, confirmaient d'une manière palpable l'exactitude de l'interprétation émise les premiers jours par M. Létiévant. C'étaient bien les muscles des nerfs voisins et ces nerfs eux-mêmes, qui entretenaient la motilité et la sensibilité imparfaite de la région du médian : c'était une suppléance sensitivo-motrice.

Les communications concernant cette interprétation avaient été jusque-là circonscrites à l'entourage du chirurgien, soit à l'Hôpital, soit dans les salles de dissection à l'École de médecine (Découverte de l'anastomose du médian avec le cubital à l'avant-bras, 1868) [1].

M. Létiévant compléta alors l'étude des faits de section du médian connus dans la science. Tous furent éclairés par la théorie nouvelle.

Un mémoire concernant ces faits fut déposé à la Société de chirurgie de Paris (décembre 1868).

L'année suivante (juillet 1869), la question fut portée devant la Société des sciences médicales de Lyon. A l'appui de sa théorie, M. Létiévant présentait trois faits,

[1] M. Létiévant était à cette époque chef des travaux anatomiques.

l'un de section du médian, l'autre de section du nerf cubital, un troisième de section du nerf radial.

Ces faits furent l'objet d'une très vive discussion. L'un des physiologistes partisan de la régénération du nerf, disait à propos de l'opéré du médian : « Ce que j'ai « avancé et ce que je maintiens, c'est que chez ce ma- « lade, on pouvait déjà observer les signes de régénéra- « tion et de rétablissement dans la continuité du nerf, le « quatrième mois après la section. » *(Lyon médical*, 1869, p. 313) ; et à propos du sectionné du nerf radial : « Il est impossible d'admettre une interruption complète « dans la continuité du radial. » *(Lyon médical*, 1869, p. 247).

La doctrine nouvelle déclarait qu'il n'y avait dans ces faits, ni régénération ni continuité ; que les mouvements étaient le produit de contractions diversement combinées des muscles appartenant aux nerfs voisins non divisés ; que la sensibilité résultait : 1° de la présence dans le département paralysé de filets nerveux provenant d'anastomoses ; 2° de la perception de certaines impressions par les papilles nerveuses voisines de la région paralysée et qui appartenaient aux nerfs voisins.

Cette théorie fut développée dans le Traité des sections nerveuses (Létiévant, 1873) [1].

L'explication des phénomènes moteurs à l'aide des suppléances paraît définitivement acceptée. Ce côté de la question a donc peu besoin de faits nouveaux.

[1] *Traité des sections nerveuses, indications, procédés opératoires*, par M. E. Létiévant. Paris, 1873.

L'explication des phénomènes sensitifs à l'aide des suppléances est encore discutée. Ceux surtout qui n'ont pas accepté la théorie au début ne se rendent pas volontiers à sa démonstration. Ne paraissant pas croire à la sensibilité par ébranlement des papilles à distance, ne croyant pas à l'existence des départements nerveux sensitifs, ils ne reconnaissent que la sensibilité par la récurrence et la diffusion de cette sensibilité par les réseaux périphériques.

Cette opinion est basée sur des recherches expérimentales dont l'insuffisance est cependant avérée quant à la question qui nous occupe. « Nous ne pouvons rien dire de la sensibilité tactile », dit M. Arloing, « à laquelle les animaux ne répondent pas. » (*Lyon médical*, 1869, p. 246).

D'un champ d'observations aussi imparfait et présentant une pareille lacune, il me paraît difficile de tirer des conclusions assez positives pour en faire la base d'une théorie applicable à l'homme.

En voici un exemple entre autres :

De la diffusion de la sensibilité dans les réseaux périphériques observée chez les animaux, les expérimentateurs tirent cette conclusion, que pour les névralgies, chez l'homme, on doit sectionner *tous* les nerfs de la région où siége la douleur.

Or cette opinion est en contradiction avec les études physiologiques faites sur l'homme et qui démontrent l'existence de *départements nerveux sensitifs très nettement circonscrits;* elle est de plus en contradiction flagrante avec la chirurgie pratique, qui présente de nombreux faits, prouvant que la section d'un *seul* nerf a suffi pour éteindre les névralgies les plus irradiées. Faire la section de *tous* les nerfs de la région serait, dans ce cas, pratiquer inutilement des mutilations que la théorie dément et que la chirurgie condamne.

La *sensibilité*, cette fonction si complexe, si délicate de nuance, doit être étudiée sur l'homme qui, lui, sait discerner et peut répondre.

J'ai cru utile de présenter quelques observations nouvelles venant à l'appui de la doctrine des suppléances et se prêtant à des déductions pratiques.

Division. — Je diviserai mon travail en deux parties.

La première partie comprendra la partie théorique. J'exposerai 1° quelques observations et 2° j'en tirerai les déductions à l'appui de la théorie des suppléances sensitivo-motrices.

Dans la deuxième partie, je montrerai les indications pratiques auxquelles conduit cette doctrine, 1° pour la névrotomie, 2° pour la suture nerveuse.

PREMIÈRE PARTIE

DE LA THÉORIE DES SUPPLÉANCES SENSITIVO-MOTRICES

CHAPITRE PREMIER

OBSERVATIONS RELATIVES AUX SUPPLÉANCES

OBSERVATION I (inédite). — *Cancer de la parotide droite. — Extirpation. — Section des branches terminales du nerf facial.* (Hôtel-Dieu. — Service de M. Létiévant). — Jean-Marie C..., âgé de 67 ans, cultivateur à Marignat-sur-Valeuse (Jura), porte depuis un an une tumeur de la glande parotide droite.

Il entre à l'Hôtel-Dieu, dans le service de M. Létiévant, salle Saint-Louis, le 1er décembre 1878. A ce moment cette tumeur a le volume du poing, elle est dure, bosselée. — On diagnostique un cancer de la parotide.

L'opération a lieu le 7 décembre. La tumeur est disséquée et enlevée. On reconnaît que la glande a été complètement envahie par le néoplasme. Le nerf facial qui s'engage dans l'épaisseur de la parotide a été sectionné à son entrée et à sa sortie de cette glande.

La guérison s'opère sans aucun incident; la cicatrisation de la plaie est à peu près complète le 19 janvier 1879, jour de la so.tie du malade.

Voici ce que l'on observe à ce moment.

Ligne cicatricielle partant du lobule de l'oreille, descendant le long du rebord de l'apophyse montante du maxillaire inférieur, d'une longueur de 6 centimètres. — Légère dépresssion à ce niveau.

Hémiplégie faciale par suite de la section du nerf facial. — Le malade présente une face dépourvue de symétrie. La commissure labiale droite est plus basse, il n'y a plus ni plis ni fossettes. La pointe du nez et la bouche sont attirées du côté opposé. Le front est lisse.

Cette paralysie atteint tous les muscles sous la dépendance des filets terminaux du nerf facial, c'est-à-dire de la branche temporo-faciale et de la branche cervico-faciale du côté droit.

Par suite de la paralysie du muscle orbiculaire des paupières, le malade est dans l'impossibilité de fermer complètement l'œil. Toutefois ce mouvement peut s'accomplir en partie. Si l'on dit au malade de fermer les yeux, la paupière supérieure gauche s'abaisse entièrement, la paupière supérieure droite paralysée fait un léger mouvement en même temps que la pupille de l'œil se tourne en haut. Ce mouvement est très accentué si une main tient la paupière saine abaissée. On voit alors, lorsque le malade veut fermer l'œil, la paupière paralysée s'abaisser à peu près de moitié, et la pupille se relever en haut et être couverte complètement.

Le muscle releveur de la lèvre supérieure et de l'aile du nez, le releveur de l'angle de la bouche et les muscles zygomatiques ne peuvent plus tirer en haut la lèvre supérieure, le nez et l'angle de la bouche, ni dilater la narine.

Si l'on fait soufler le malade, la paralysie du muscle buccinateur laisse gonfler la joue. — Plusieurs actes tels que la prononciation des lettres labiales, l'action de siffler, deviennent impossibles.

La mastication de ce côté se fait normalement par suite de la constriction du masséter. Le bol alimentaire ne paraît pas passer entre les dents et la joue.

La *sensibilité du côté paralysé n'est altérée en aucune manière.*

Obs. II (inédite). — *Sarcome du nerf sciatique. — Extirpation. — Résection du nerf sciatique. — Insensibilité et paralysie de la jambe et du pied.* (Hôtel-Dieu de Lyon. — Service de M. Létiévant). — Magdeleine J..., âgée de 27 ans, tisseuse, demeurant à Virigneux (Loire), porte depuis le mois d'avril dernier à la partie postérieure de la cuisse gauche, une tumeur de la grosseur d'un œuf de poule.

Elle entre à l'hôtel-Dieu, dans le service de M. Létiévant, salle Saint-Paul, le 16 août 1878.

A cette époque elle présente à la partie postéro-externe de la cuisse gauche une tumeur assez volumineuse, arrondie, faisant saillie sous la peau. Elle occupe le tiers moyen de la cuisse, dirigée longitudinalement sur une étendue de 20 centimètres environ; elle est située sur le trajet du nerf grand sciatique.

Elle a le volume des deux poings, la peau n'est pas adhérente ; elle paraît être isolée des parties voisines. Sa consistance est assez molle, bosselée, avec quelques points un peu durs. Elle est mobile dans le sens latéral, fixe dans le sens vertical.

Les douleurs sont vives, lancinantes, exaspérées par le toucher; elles s'irradient le long de la jambe et se font sentir surtout au pied, suivant la direction des ramifications nerveuses.

Par suite de ces douleurs, la marche devient très pénible.

On diagnostique un sarcome du nerf sciatique.

L'opération réclamée par la malade a lieu le 17 août ; elle est pratiquée par M. Létiévant.

L'anesthésie est faite avec l'éther. Après avoir fait une incision de 30 centimètres qui intéresse successivement la peau, le tissu cellulaire sous-cutané et l'aponévrose, on arrive sur la tumeur, — on l'isole des parties voisines. — On la voit à la partie supérieure se continuer avec le nerf grand sciatique, qui est plus que doublé de volume à une assez grande distance. On sectionne ce tronc nerveux à 3 ou 4 centimètres au-dessus. — On continue la dissection de la tumeur, on la voit à la partie inférieure se continuer aussi avec deux troncs nerveux, le sciatique poplité externe et le sciatique poplité interne. On les sectionne séparément à 4 ou 5 centimètres au-dessous de la tumeur.

La tumeur est enlevée. — On s'assure qu'il ne reste aucun tissu malade. On fait la ligature des vaisseaux avec le catgut. — On réunit les bords de la plaie par quelques points de suture métallique. — On applique le pansement antiseptique et la malade est ramenée à son lit.

L'examen histologique fut fait au laboratoire d'histologie de la Faculté de médecine par M. le docteur Chandelux. Ce sont les caractères du myxo-sarcome fasciculé.

Les jours qui suivent l'opération ne présentent rien de particulier. — La cicatrisation de la plaie suit sa marche régulière.

Le 8 octobre, la guérison est presque achevée, lorsqu'il se présente un incident.

Pour réchauffer le pied de la malade, on mettait une brique chaude à l'extrémité du lit. Par suite d'un mouvement quelconque, cette brique se dérange et vient se placer en contact direct avec le dos du pied. La malade ne sentait pas, et la brique, qui était très chaude, resta assez longtemps daus cette position pour produire une large brûlure de tout le dos du pied depuis les deuxièmes phalanges des orteils jusqu'au cou-de-pied.

Le 2 janvier 1879, jour de la sortie de la malade, la cicatrisation de la brûlure était presque achevée. La plaie de la cuisse était guérie depuis longtemps. Mais une récidive semblait s'indiquer par une tuméfaction et une dureté de toute la cicatrice [1].

État a la sortie. — On voit à la cuisse une cicatrice longitudinale, mesurant 25 centimètres. De chaque côté existent des saillies arrondies, dures au toucher, non douloureuses, formant une tumeur bosselée s'étendant assez profondément. Vers le bout supérieur du nerf sciatique, on sent un noyau dur, douloureux; si on le comprime, la malade dit ressentir cette douleur sur le dos du pied. Le bout inférieur présente aussi une petite masse dure complètement insensible à la pression.

Sur le dos du pied se trouve la cicatrice presque complète de la brûlure.

La jambe du côté opéré comparée avec la jambe restée intacte, est plus mince, les muscles sont plus flasques, la saillie du mollet

[1] La récidive eut en effet lieu. La malade revint à l'Hôtel-Dieu et fut opérée de nouveau, le 18 janvier 1879.

moins prononcée. La peau est froide. L'articulation du genou donne tous ses mouvements.

Au repos, le pied est dans l'extension; on peut lui faire prendre ses diverses positions, mais tous ses mouvements volontaires ont disparu.

Voici du reste l'état de la motilité.

État de la motilité. — Comme motilité, les muscles de la jambe et du pied sont complètement dépourvus de contractilité. L'électricité ne donne absolument rien; les jumeaux, le poplité, le long fléchisseur des orteils, le long fléchisseur du gros orteil, les deux jambiers, l'extenseur du gros orteil, le long extenseur commun des orteils, le long et le court péronier, tous les muscles du pied, pédieux, etc., restent complètement inertes. Leur consistance est molle, flasque; ils commencent déjà à s'atrophier. Cette paralysie musculaire est facile à comprendre, puisque ce sont les deux nerfs sciatiques poplités interne et externe qui fournissent exclusivement des branches motrices aux muscles de la jambe et du pied.

Lorsque la malade est au repos, la jambe étendue horizontalement, le pied, par son propre poids, se met en extension. Dans la station debout, le pied est à angle droit, la plante reposant à terre. Dans cette situation, le pied étant fixé à terre, la malade peut parfaitement exécuter des mouvements de flexion et d'extension du pied, en projetant la cuisse en avant ou en arrière.

La marche s'exécute de la manière suivante : la malade étant debout, au moyen des muscles de la cuisse qui entrent en contraction, la cuisse se fléchit en haut sur le tronc, soulève le genou et le projette en avant, la jambe suit ce mouvement et les fléchisseurs de la jambe agissent pour mettre cette dernière en légère flexion sur la cuisse; le talon est levé, le pied se met en extension, et la pointe du pied, si le membre n'a pas été soulevé assez haut, glisse le long du sol. Une contraction du triceps projette tout le membre en avant, et le pas est achevé. A ce momen- les muscles de la cuisse se relâchent, le genou s'abaisse, la jambe revient dans l'extension, le talon s'applique à terre.

Tel est le mécanisme de la marche chez cette malade.

État de la sensibilité. — Si l'on pique la jambe avec une épingle en des endroits différents du pied et de la jambe, la dou leur n'est pas perçue partout. Certains points paraissent complètement insensibles à la partie externe de la jambe, et sur presque tout le pied. Ils occupent un espace assez étendu qui peut très bien être limité.

Ces points peuvent être circonscrits par une ligne qui, partant en avant du bas de la jambe, au niveau de l'articulation tibio-tarsienne, remonterait vers la partie externe de la jambe, à la limite du tiers moyen et du tiers supérieur, redescendrait à angle aigu pour gagner directement le talon à 5 centimètres au-dessus, le contournerait, passerait en dedans, gagnerait le bord interne du pied jusqu'au niveau du deuxième cunéiforme, reviendrait sur le dos du pied jusqu'à son point de départ.

Toute la partie de la jambe et du pied comprise dans ces limites forme une plaque anesthésique très nettement accusée. Son étendue à la jambe depuis le talon est de 38 centimètres, la largeur la plus grande à cette région est de 9 centimètres. Elle occupe en outre tout le pied, moins une très petite portion à à la partie interne.

Toute cette partie de la peau anesthésiée est innervée par les branches cutanées du nerf sciatique poplité interne, c'est-à-dire nerf plantaire interne, nerf plantaire externe, et celles du nerf sciatique poplité externe, c'est-à-dire nerf cutané péronier, nerf musuclo-cutané et tibial antérieur.

Si on pique sur un point quelconque de cette plaque, la malade ne ressent aucune douleur. Et cette insensibilité à la douleur est si grande que l'on peut percer de part en part toute l'épaisseur de la peau, faire revenir l'épingle en-dessous comme on attache une pièce de linge, sans provoquer la plus petite douleur. Cette même insensibilité existe sur les bords, et si ces bords sont dépassés, la douleur est immédiatement perçue, la malade retire brusquement la jambe. Cette transition est très nette : si on pique sur la limite de la plaque, pas de douleur ; si on avance en dehors de quelques millimètres, douleur immédiate.

Si on promène la pulpe du doigt sur cette plaque insensible à la douleur, la malade accuse une sensation de frottement, elle dit qu'on la touche. Elle reconnaît même qu'on la touche à la jambe, au pied.

Si on promène le dos d'une épingle sur la peau, d'abord légèrement, ce n'est qu'au bout d'un moment d'attention qu'elle ressence frottement; mais si on frotte plus fort, elle sent très bien qu'on frotte en long, en large, au pied ou à la jambe; elle rend compte assez exactement de toutes ces impressions.

OBSERVATION III. (Inédite). — *Mal perforant plantaire. — Section ancienne du nerf sciatique à la cuisse.* (Hôtel-Dieu. — Service de M. Létiévant). — Jean V..., âgé de 44 ans, entre à l'Hôtel-Dieu de Lyon, salle Saint-Joseph, dans le service de M. Létiévant le 15 août 1875. Il est atteint d'un mal perforant plantaire siégeant au pied gauche.

Il y a quelques années il s'est fait une plaie profonde à la cuisse gauche, laquelle plaie, entre autres lésions, produisit la section complète du nerf sciatique à la partie moyenne de la cuisse.

Cette plaie guérit rapidement, mais il resta une insensibilité dans le membre et une paralysie de tous les muscles de la jambe et du pied.

Malgré cela le malade pouvait marcher, et se livrait même à des marches assez longues, puisqu'il les invoque comme cause de son mal perforant.

L'hiver dernier en se chauffant les pieds étendus dans le foyer, il ne sentit pas que le feu lui fit quelques brûlures assez profondes; aujourd'hui on en voit encore les vestiges, représentés par neuf ou dix cicatrices plus ou moins grandes situées sur le bord externe et la face externe du pied.

C'est au mois de mai suivant qu'apparut à la plante du pied près du bord externe, à la suite d'une marche prolongée, le mal perforant pour lequel il est entré à l'hôpital.

Aujourd'hui les muscles postérieurs de la jambe sont complètement atrophiés, la saillie du mollet a disparu. Ils sont inertes, ne donnent rien à l'électricité.

On limite le département insensible au pied et à la jambe, par une ligne remontant jusqu'à la partie moyenne et externe de la jambe, redescendant vers le talon, contournant le bord interne du pied, et revenant sur la face dorsale : c'est la configuration de la plaque d'anesthésie décrite par M. Létiévant dans son *Traité des sections nerveuses.*

On constate l'insensibilité complète à la douleur, en exerçant des piqûres avec une épingle.

Les sensations de frottement et de tact sont perçues.

Obs. IV (inédite). — *Section accidentelle du nerf médian au-dessus du poignet. — Suture des deux bouts.* — (Hôtel-Dieu, service de M. Daniel Mollière). — G... Jules, âgé de 19 ans, demeurant à Lyon, entré à l'Hôtel-Dieu de Lyon, service de M. Daniel Mollière, le 24 janvier 1879.

Ce jeune homme s'était fait dans la même journée, avec les éclats d'un verre, une blessure assez profonde à l'avant-bras droit.

Cette plaie siège au-dessus du poignet, transversalement dirigée, longue de trois centimètres. Elle intéressait successivement la peau, les tendons des grand et petit palmaires, du cubital antérieur, ceux de l'indicateur et du médius, du fléchisseur superficiel, et ceux de l'annulaire et du médius du fléchisseur profond. Enfin le nerf médian était complètement divisé.

Le lendemain 25 janvier, après avoir anesthésié le malade, M. Mollière procéda à la suture des tendons sectionnés, et en même temps il tenta la réunion immédiate des deux bouts du médian. Tous ces points de suture furent faits avec du fil métallique. — Les bords de la plaie furent tenus rapprochés par une légère pression, en même temps que la main était retenue fléchie sur l'avant-bras. Les suites de l'opération ne présentèrent rien de particulier.

Le quinzième jour de l'opération, le malade présente toujours les mêmes phénomènes d'une section du médian.

Tout le département innervé par ce nerf se trouve complètement anesthésié : la moitié externe de la face palmaire de l'annulaire n'est pas sensible à la piqûre, tandis que la moitié interne est très sensible. A la pulpe du doigt, cette différence est très marquée.

L'éminence thénar est complètement anesthésiée, une pointe d'épingle est à peine perçue dans les points qui se rapprochent le plus des doigts.

Toute la face palmaire du pouce, de l'indicateur et du médius, ainsi que la face dorsale des deux dernières phalanges de l'index et du médius, sont insensibles. Le maximum d'insensibilité se trouve dans la dernière phalange de l'index, où une épingle enfoncée de part en part ne provoquait pas la plus petite impression douloureuse.

Les troubles de la motilité consistaient dans le manque d'opposition du pouce.

Les autres troubles de motilité dépendaient des sections des tendons.

Huit jours après, les symptômes étaient encore les mêmes.

Mais le cinquantième jour après l'opération, les phénomènes s'étaient un peu modifiés. La moitié externe de la face palmaire de l'annulaire est sensible à la piqûre, ainsi que la moitié interne de celle du médius; le degré de sensibilité s'est étendu sur la plaque de la paume de la main. Ces nuances de sensibilité deviennent très appréciables. Si l'on pique très légèrement avec l'épingle, on ne fait d'abord naître aucune sensation douloureuse, si l'on pique un peu plus fortement, la douleur est perçue (cette différence est peut-être due à l'épaisseur du derme durci). Plus on s'éloigne de la périphérie, plus il faut enfoncer l'épingle profondément pour faire naître cette douleur, qui disparaît complètement à l'index.

La motilité est toujours la même.

La sensibilité tactile existe dans toute l'étendue du département anesthésié.

Observation V. — *Destruction progressive du nerf médian par une tumeur et suppléance de ce dernier par le nerf cubital* (Extrait de la *Gazette médicale*, nos des 20 mars, 5 et 10 avril 1875, par M. Léo Testut, premier interne à l'hôpital Saint-André de Bordeaux). — L... Louise, âgée de trente ans, exerçant la profession de journalière, entre à la clinique de l'hôpital Saint-André le 19 décembre 1873, pour une tumeur du bras. Les débuts de l'affection sont obscurs : il y a six mois elle s'est aperçue, comme par hasard, qu'elle portait à la partie inférieure et interne du bras droit une tumeur de la grosseur d'une noix.

Cette tumeur grossissait rapidement, faisant naître des douleurs violentes ne siégeant pas sur la tumeur elle-même, mais à l'extrémité du membre.

Au point de vue de la sensibilité et de la motilité, les troubles produits par cette tumeur se manifestaient de la manière suivante :

« La disparition de l'accès à la fois douloureux et convulsif ne ramène pas la sensibilité normale. Dans l'intervalle, existent des troubles sensitifs dont l'analyse n'est pas sans importance pour la question du diagnostic. Les trois premiers doigts de la main sont manifestement moins sensibles aux excitations que le quatrième ou le cinquième. C'est sur la face palmaire des doigts que l'anesthésie est surtout apparente, et sur cette face la sensibilité va décroissant de l'articulation métacarpo-phalangienne où elle existe, quoique fortement émoussée, jusqu'à la dernière phalange où elle est à peu près abolie. Deux pointes d'épingle appliquées sur la peau ne donnent à ce niveau, malgré un écart de deux centimètres, que la sensation d'une seule pointe. Sur l'index, un écart de quatre centimètres est nécessaire pour que les deux épingles soient perçues.

« A ce trouble de la sensibilité tactile (anesthésie) s'ajoute un trouble de la sensibilité douloureuse (analgésie); une pointe d'épingle enfoncée dans ce dernier, est perçue sans éveiller de douleur. Il faut traverser le derme et arriver jusqu'à la gaîne des tendons pour rendre la perception douloureuse et obtenir de la malade qu'elle retire la main.

« Notons enfin un aplatissement très marqué de la face antérieure de l'avant-bras, et de l'éminence thénar par atrophie des muscles de ces deux régions, une inclinaison légère de la main sur le bord radial de l'avant-bras lui-même sur le bras, déterminé très probablement par la prédominance des muscles radiaux et long supinateur, dont l'action n'est plus contre-balancée par les muscles antagonistes de la région antérieure, frappée d'atrophie. »

L'existence de tous ces symptômes permit au chirurgien de diagnostiquer un névrome siégeant sur le nerf médian, et ayant « pris naissance au sein même des tubes nerveux, qu'il avait dissociés dans son développement et transportés à sa surface.

L'opération en fut pratiquée le 27 septembre 1873, par M. Lannelongue, provisoirement chargé du service de M. Denucé. La femme étant chloroformée, il laissa successivement, dans une étendue de 12 centimètres et parallèlement à l'axe du bras, la peau, le tissu cellulaire, l'aponévrose. Il découvrit ainsi l'enveloppe de la tumeur, et reconnut facilement dans l'épaisseur de cette enveloppe deux faisceaux nerveux blancs et aplatis, qui se séparaient du nerf médian, au-dessus de la tumeur, pour le rejoindre au-dessous et constituer sa portion antibrachiale.

Il incisa alors l'aponévrose entre ces deux nerfs, et la tumeur s'échappa d'elle-même avec une petite quantité de liquide séreux ;

son extrémité supérieure restait encore adhérente au tronc nerveux par un pédicule étroit ; quelques mouvements de torsion suffirent à le rompre ; l'enveloppe contenant des filets nerveux fut respectée ; la plaie fut remplie de charpie et ses bords rapprochés en haut par quelques points de suture.

« Quand la malade fut réveillée, j'examinai avec soin l'état de la sensibilité et de la motilité à l'avant-bras et à la main. La sensibilité était intacte sur l'avant-bras, sur la face dorsale et la face palmaire de la main, sur l'annulaire et le petit doigt ; elle était un peu diminuée sur les trois premiers doigts, à peu près abolie sur la face palmaire des deuxième et troisième phalanges de l'index.

« La flexion du poignet sur l'avant-bras était conservée. Quand on recommandait à la malade de fermer la main, elle y arrivait, mais lentement : la pulpe des trois derniers doigts se mettait en contact avec la peau de la région palmaire ; seul l'index restait en arrière et n'exécutait qu'un mouvement de de flexion très limité. Le pouce conservait dans toute son étendue son mouvement d'opposition.

« Les convulsions douloureuses, les crampes, les fourmillements, avaient entièrement disparu. »

La cicatrisation de la plaie marcha rapidement et la malade sortit guérie.

Mais la tumeur récidiva sur place et la malade revint à l'Hôpital, dans les premiers jours de juillet 1874.

« Le névrome formait au-dessus de l'articulation du coude, une saillie du volume d'un poing d'adulte, immobile sur les tissus profonds, moins douloureuse à la pression que la première, mais gênant considérablement le libre jeu de l'avant-bras sur le bras.

« Sur l'avant-bras tous les muscles de la région antérieure étaient atrophiés ; cette région était à peu près plane.

« A la main, les muscles de l'éminence thénar avaient presque entièrement disparu ; la saillie de l'éminence hypothénar présentait son volume normal ; la flexion de la main sur l'avant-bras était lente et limitée ; les doigts se fléchissaient aussi, à l'exception de l'index, qui était resté paralysé depuis la dernière opération ; quant à la sensibilité, elle était généralement émoussée dans tout le département innervé par le médian ; l'anesthésie était plus complète sur l'index ; sur ce dernier doigt la sensation des deux pointes du compas de Weber n'était pas perçue, quel que fût leur écartement; on pouvait à ce niveau enfoncer profondément une épingle sans déterminer autre chose qu'une vague sensation d'un corps étranger se mettant en contact avec la peau.

« Je n'ai pas mesuré comparativement la température des deux mains; la malade accusait cependant un froid presque continuel sur la main du côté malade.

« La tumeur fut enlevée de nouveau par M. Lannelongue, le 14 juillet 1874; elle n'adhérait ni au périoste ni à l'os, mais elle faisait corps avec le médian, qui dut être sacrifié. La section porta en haut à la réunion du tiers supérieur du bras avec le tiers moyen, en bas au niveau de l'interligne articulaire, au point où se détachent les filets du grand palmaire et du rond pronateur.

« L'opérateur fut obligé de lier l'artère humérale.

« Je soumis le lendemain la main de la malade à l'examen le plus minutieux, au point de vue de la sensibilité et de la motilité, et je ne trouvai pas la moindre modification fonctionnelle qui n'existât avant l'opération : la résection du tronc nerveux, dans une étendue de 12 centimètres environ, n'avait pas produit plus d'effet que si on avait enlevé un fragment de tendon ou une portion de muscle.

La malade, au reste, n'éprouva pas le moindre accident; la plaie se cicatrisa rapidement, et elle sortit le 28 août, présentant comme à sa rentrée, une anesthésie incomplète de l'index et une gène considérable dans la flexion du même doigt. Tous les mouvements de la main sur l'avant-bras étaient possibles, quoique plus faibles et plus lents que du côté opposé. »

La tumeur récidiva une trosième fois; la malade revint à l'Hôpital Saint-André et comme la tumeur avait atteint des proportions considérables, M. Lannelongue fit la désarticulation de l'épaule.

L'autopsie du bras sacrifié fut faite minutieusement.

OBSERVATION VI. — *Section des deux palmaires, du fléchisseur superficiel, du cubital antérieur et du nerf médian. — Grossesse.— Suture nerveuse.— Ténorrhaphie.— Guérison.*— (M. Daniel Mollière)[1]. La nommée Marie V..., âgée de 28 ans,

[1] Docteur Rochas. — Thèse de Paris, 1877.

entra le 24 juillet 1876 dans la salle Sainte-Catherine, service de M. Daniel Mollière. Cette jeune femme qui jusqu'ici avait joui d'une santé excellente et qui est déjà mère de trois enfants, venait de tomber, le matin même, tenant son bras gauche étendu, contre une porte vitrée. La vitre se brisa et la main, passant au travers de ces débris, il se produisit à deux travers de doigt, au-dessus du poignet, une plaie profonde, transversale, d'où jaillit aussitôt une quantité considérable de sang. L'hémorrhagie fut arrêtée à l'aide d'un pansement compressif et la malade dirigée sur l'Hôpital.

En présence de cette plaie profonde, on explora immédiatement l'état de la sensibilité. Elle était *absolument abolie dans toutes les régions où anatomiquement on pouvait le prévoir. Toute la moitié de la face palmaire de la main presque jusqu'au niveau de l'éminence thénar, était absolument anesthésiée. Il en était de même pour les doigts. La moitié interne de l'annulaire, jusqu'à son extrémité avait conservé sa sensibilité, et cette ligne de démarcation était également d'une netteté absolue dans la région de la pulpe du doigt, dont la moitié seulement ne percevait pas la piqûre d'une aiguille.*

La malade, quoique enceinte de sept mois et demi, fut soumise à l'éthérisation. M. Mollière appliqua sur l'avant-bras la bande ischémique d'Esmarck, et procéda à l'examen de la plaie. Ses bords étaient très nets, sa direction transversale, son étendue d'environ 4 centimètres. En écartant légèrement ses bords, on constata : 1° la section du cubital antérieur; 2° celle du grand palmaire ; 3° c-lle du petit palmaire ; 4° celle du fléchisseur superficiel; 5° *la section complète du nerf médian*, dont on ne put tout d'abord retrouver le bord supérieur.

On applique sur chacun des tendons un point de suture métallique, et l'on *réunit de la même manière les extrémités divisées du nerf médian.*

Les lèvres cutanées de la plaie sont rapprochées à l'aide de deux points de suture. M. Mollière ne cherche pas à réunir, mais simplement à éviter l'écartement.

Le membre est placé dans la flexion et enveloppé dans un appareil inamovible silicaté, soutenu par une attelle de fil de fer.

31 juillet. — Douleurs assez vives. On fait une fenêtre au niveau de la plaie, et l'on voit s'écouler quelques gouttes de pus.

A partir de ce moment on se borne pendant vingt-cinq jours à appliquer sur la plaie des cataplasmes émollients.

Les suites sont parfaitement simples; il n'y a qu'une petite fusée dans la gaîne du petit palmaire, qui seul n'a pas été suturé.

Pas le moindre accident du côté de l'utérus.

Les fils métalliques sont entraînés par la suppuration, mais on ne fait absolument aucune manœuvre pour les enlever.

15 septembre. — L'appareil est enlevé, la cicatrisation est complète; seulement il y a toujours beaucoup de raideur. La suture semble avoir pris. Atrophie commençante de l'éminence thénar. *L'état de la sensibilité est le même.*

3 octobre. — Nous revoyons la malade, qui a heureusement accouché d'un enfant vivant. Les mouvements volontaires sont de plus en plus étendus. On détermine toujours un peu de douleur en appuyant au niveau de la cicatrice du médian.

Cette malade a été suivie pendant toute l'année, et au mois de juin M. Mollière l'a montrée dans son service avec *une sensibilité revenue à l'état normal.*

Quant aux tendons, ils sont tous parfaitement réunis et mobiles. Les mouvements de la main sont à peu près normaux. Seulement les muscles de la main innervés par le médian et qui sont restés longtemps séparés de leur tronc nerveux, ont subi une atrophie considérable et sont encore faibles. Mais ils exécutent très bien des mouvements volontaires.

Au niveau des points suturés, il y a une cicatrice un peu dure, non douloureuse. Les tendons ne lui adhèrent pas. La peau n'a que de légères adhérences avec l'extrémité du petit palmaire, et un peu au niveau du grand palmaire ; ces adhérences sont peu étendues, elles sont ombiliquées et ne gênent en rien les mouvements. La guérison est donc aussi complète que possible.

OBSERVATION VII. — *Section nette du médian. Paralysie. Atrophie accusée, guérison.* — (M. Trélat [1]). — Élisa M..., 15 ans, entre le 20 juin 1870 dans le service de M. Trélat, à la Pitié, atteinte d'une plaie à la partie inférieure de l'avant-bras droit. Cette blessure a été faite par un éclat de bouteille en verre; elle est transversale, large de deux centimètres, peu pro-

[1] Docteur Larue. — Thèse de Paris, 1871.

fonde, siège au milieu de la ligne qui va de l'apophyse styloïde du radius à celle du cubitus, et dans la saillie formée par le fléchisseur propre de l'index. Aussitôt après l'accident, la malade sentit un engourdissement dans la main, et s'aperçut qu'elle ne pouvait plus remuer l'index ni le médius, que très faiblement; leur flexion surtout était impossible, aussi bien que celle du pouce. Les premières phalanges faisaient seules quelques mouvements de latéralité et de flexion légère; les autres phalanges demeuraient immobiles dans l'extension, spécialement celles de l'index, qui paraissait le plus gravement atteint.

De plus, il se produisit une insensibilité complète *à la face palmaire de la main, du pouce et des deux premiers doigts, dans toute la longueur des phalanges*. A la face dorsale cette insensibilité n'*existait qu'aux deux dernières phalanges du pouce, de l'index et du médius. Il y avait plus de sensibilité sur la face latérale interne du médius que sur la face externe.* Les deux derniers doigts étaient sensibles et mobiles. Les mouvements du poignet étaient aussi tous conservés.

Au mois de décembre, la plaie étant cicatrisée, mais les mouvements ne paraissant pas, on commence à électriser les fléchisseurs des doigts et la région antérieure de l'avant-bras et de la main. Peu à peu il se fit une amélioration croissante; au mois de février les mouvements reparaissaient quoique limités. Le 1er mars, ils étaient tout à fait revenus, sauf à l'index, dont la flexion laissait à désirer. A cette époque la main offre un aspect particulier : l'éminence thénar est très atrophiée, surtout à son versant le plus rapproché de l'axe du poignet; le pouce a perdu beaucoup de sa force d'adduction et l'action de serrer avec la main est bien affaiblie. De plus le pouce, l'index, le médius, sont rouges, luisants, un peu tuméfiés, leur couleur tranche nettement avec celle du reste de la main. Ils sont aussi plus froids de plusieurs degrés (3 ou 4) que l'annulaire et le petit doigt. L'index est plus rouge, plus gonflé, plus froid que les autres; son ongle est tombé spontanément et n'est pas repoussé; sa troisième phalange est déformée et tuméfiée. La jeune fille, néanmoins, se sert bien de sa main; elle revient seulement à l'hôpital pour se faire électriser de temps en temps.

6 juillet. — La malade a cessé de se faire électriser depuis le mois d'avril. Tous les mouvements sans exception sont revenus

dans la main avec une force un peu moindre, dans le pouce surtout, à cause de l'atrophie des muscles. Cette atrophie a diminué ; l'éminence thénar, comparée à celle du côté sain, a repris les trois quarts de son volume, sauf à la base, près du scaphoïde, où existe un sillon visible. L'adduction du pouce se fait cependant. Le pouce et les deux premiers doigts sont encore rouges, luisants ; la peau en est molle et plissée. Surtout la température de l'index et du pouce est abaissée d'une façon frappante ; au reste ces doigts, dit la jeune fille, sont toujours gelés et ne se réchauffent jamais. L'ongle de l'index est repoussé en partie. Celui du médius, qui n'avait subi qu'un décollement du côté externe, est redevenu normal. *La sensibilité est encore obtuse dans la face palmaire de la moitié externe de la main.*

Obs. VIII. (inédite). — *Rhinoplastie par un lambeau frontal. — État de la sensibilité de ce lambeau* (service de M. Létiévant). — Antoine Z., plâtrier, âgé de 31 ans, né en Italie, entre une première fois à l'Hôtel-Dieu de Lyon. Il s'était tiré à la figure un coup de revolver, qui lui avait occasionné de graves désordres : plaie avec déchirure de la lèvre supérieure, — plaie des téguments du nez avec fracture des os.

Après avoir enlevé les esquilles osseuses du nez, on lui refit une lèvre supérieure. La guérison fut rapide, le malade sort avec une lèvre restaurée et un nez un peu difforme.

Quelque temps après, il entre à l'hôpital de Saint-Étienne où fut faite une première tentative de rhinoplastie sans résultat.

Il revient à l'Hôtel-Dieu de Lyon, dans le service de M. Létiévant, salle Saint-Louis, n° 99, le 28 février 1878.

Le 15 juin, on lui fait la rhinoplastie avec un lambeau frontal.

Après avoir anesthésié le malade, on avive les bords des téguments auxquels doit être suturé le lambeau. A droite, ces bords partent du sillon nasal jusqu'à la racine du nez, à gauche il reste une petite partie de l'aile et du bord correspondant. — On dessine sur le front un large lambeau suivant une ligne qui part à gauche de l'espace intersourcilier, remonte jusqu'au-dessus du front, empiète un peu sur le cuir chevelu, et redescend à droite de la même manière, en circonscrivant un espace elliptique haut de quatorze centimètres et large de neuf centimètres, retenu par un pédicule de un centimètre de largeur. Ce lambeau est disséqué minutieusement, il comprend toute l'épaisseur de la peau. — Il est retourné sur lui-même et suturé avec du fil métallique aux bords avivés du nez, tout en conservant son rapport avec le front au moyen du pédicule dont il a été parlé. — Au-dessous est adaptée une charpente en aluminium prenant ses points d'appui sur les os sous-jacents, et destinée à donner à ce nouveau nez une saillie, et à l'empêcher de s'aplatir.

Au bout du huitième jour, on commence à enlever les points de suture ; l'adhérence est faite.

Après deux mois on sectionne le pédicule.

Actuellement le nez de ce malade est représenté par une saillie de peau dont la couleur pâle tranche sur les tissus voisins. Quelques cheveux poussent vers la pointe. Cette saillie compte depuis la racine jusqu'au bord inférieur, une longueur de onze centimètres, et latéralement une largeur de six centimètres. Toute la circonférence mesure vingt-cinq centimètres. Les bords cicatriciels sont déprimés et forment une sorte de gouttière environnant tout le lambeau. — On peut évaluer la superficie de ce lambeau à environ soixante centimètres carrés.

Ainsi formé, ce nez présente des phénomènes physiologiques fort intéressants.

Pendant tout le temps que le lambeau est resté en communication avec le front par son pédicule, le malade rapportait au front les impressions qu'il éprouvait.

Ainsi lorsqu'on touchait avec le doigt ce nouveau nez, le malade disait qu'il était touché au front ; il indiquait même la portion du front qui éprouvait cette impression ; si on touchait en bas du nez, il répondait que c'était en haut du front, et si c'était en haut, l'impression se produisait en bas du front.

La douleur était perçue de la même manière et aussi forte que sur le reste du front qui était intact.

Le pédicule est coupé; quinze jours après, on constate les phénomènes suivants : insensibilité complète à la douleur et à la température sur toute la surface du lambeau, moins la périphérie. Vainement on pique avec une épingle, on perfore de part en part l'épaisseur, rien ; aucune douleur ne se fait ressentir, les sensations de température ne sont pas davantage distinguées ; sur les bords existe une petite zone sensible. En piquant avec l'épingle à une distance de deux millimètres, on fait naître une petite douleur qui s'accroît à mesure que l'on se rapproche de la cicatrice. Cette sensibilité existe sur toute la périphérie ; à la partie supérieure, vers l'endroit où se trouvait le pédicule, elle est plus étendue et est perçue sur un espace de un centimètre.

Cette zone sensible peut être mesurée et être évaluée à cinq centimètres carrés environ, de sorte qu'il reste sur ce lambeau cinquante-cinq centimètres carrés complètement insensibles à la douleur.

Cependant sur cette surface de cinquante-cinq centimètres, l'impression tactile est perçue, mais d'une manière plus ou moins parfaite.

Si l'on touche avec le doigt d'abord légèrement, le malade ne sent rien ; si l'on appuie plus fort, il éprouve une sensation, le malade dit qu'on le touche ; il peut même indiquer si on le touche en haut, en bas.

Si l'on promène la tête d'une épingle de haut en bas, en appuyant très peu, après un moment d'attention le malade accuse une sensation de frottement. Cette sensation devient très manifeste si l'on appuie un peu plus fort. Sans aucune hésitation le malade rend compte même de la direction du frottement, si c'est en long, si c'est en large.

CHAPITRE II

MOTILITÉ SUPPLÉÉE

Lorsqu'un muscle est privé de son innervation, ses fonctions sont abolies, et il finit par s'atrophier complètement après avoir passé par les différentes phases de la dégénérescence. Cette atrophie donne souvent à la région où se trouve le muscle, une forme particulière, une déformation caractéristique. C'est ainsi que M. Létiévant a décrit ces déformations à la main, à l'avant-bras et à la jambe.

Malgré cette atrophie, et par suite malgré cette absence des fonctions musculaires, on peut être quelquefois surpris de voir certains mouvements s'accomplir presque intégralement, et cependant on est sûr que le muscle a complètement disparu comme agent actif.

Quelques observateurs ont paru être étonnés de voir que le malade qui fait l'objet de l'observation première pouvait fermer son œil droit malgré la paralysie absolue du muscle orbiculaire des paupières.

Cependant un examen attentif permettait d'expliquer ce fait par l'action combinée de muscles restés en relation avec les nerfs qui les animent.

. Pour abaisser sa paupière le malade tourne fortement sa pupille sous la paupière elle-même ; s'il ne fait pas ce mouvement, l'occlusion reste imparfaite.

Une explication expérimentale en a été donnée par M. Létiévant, en opérant sur des sujets à l'amphithéâtre.

En saisissant, avec des pinces, la partie inférieure de la conjonctive oculaire, et en relevant la pupille en haut sous la paupière, il put s'assurer que cette dernière s'abaissait. Si, à l'élévation forcée de la pupille, il joignait une légère pression d'avant en arrière sur le globe oculaire, l'abaissement devenait beaucoup plus prononcé, et l'occlusion n'était rendue incomplète que par la présence des mors de la pince.

C'est par un jeu analogue que s'opère l'occlusion de la paupière chez notre malade. Seulement ici la pince est remplacée par l'action des muscles de l'œil.

Lorsque les quatre muscles de l'œil agissent à la fois, ils attirent l'œil en arrière, ce qui comprime les graisses qui lui forment un coussinet au fond de l'orbite. Ces graisses, retenues en arrière par des plans résistants, bombent tout au pourtour du globe oculaire.

Si en même temps ces muscles agissent pour relever la pupille en haut, la pression faite par le globe oculaire est surtout prononcée en arrière et en bas, et la masse principale des graisses est refoulée dans l'espace qui existe entre la voûte de l'orbite et le globe de l'œil.

Ces graisses agissent sur la portion réfléchie de la capsule de Thénon et la repoussent en avant. Le muscle élévateur de la paupière supérieure passant à ce niveau est aussi refoulé en avant ; il se relâche et subit une véritable élongation qui permet à la paupière supérieure de descendre même jusqu'au contact de la paupière inférieure.

Par l'exercice le malade peut ainsi arriver à fermer complètement son œil.

Ici donc, les muscles droits de l'œil remplissent les fonctions de l'orbiculaire ; c'est donc une *suppléance motrice*.

Nous trouvons aussi dans d'autres observations des faits manifestes de la suppléance motrice.

La malade de l'Observation II a comme celui de l'Observation III, les muscles de la jambe et du pied complètement paralysés par suite de la résection du nerf grand sciatique, et cependant elle marche sinon d'une manière bien parfaite, du moins avec une difficulté peu en rapport avec la paralysie d'une aussi grande quantité de muscles et d'une région aussi importante pour la déambulation.

Tous les mouvements de la jambe et du pied sont possibles. Les extenseurs et les fléchisseurs de la jambe sur la cuisse permettent les mouvements d'extension et de flexion et par suite les mouvements de la jambe en avant et en arrière. Les mouvements d'abduction et d'adduction sont faits au moyen des muscles abducteurs et adducteurs de la cuisse; ceux de rotation en dehors ou en dedans dépendent aussi des muscles de la cuisse.

Le pied opère ses mouvements par son propre poids, ou au moyen des points d'appui qu'il peut avoir sur le sol où il se trouve; il tourne machinalement autour de l'axe fictif transversal de l'articulation tibio-tarsienne. Ses mouvements sont la flexion, l'extension, le renversement en dehors et le renversement en dedans.

Pour produire l'extension ou la flexion du pied, la malade, étant debout, incline la partie supérieure du tibia, en pressant fortement par cet os sur le pied, soit en arrière soit en avant. De même, la malade étant couchée, la partie postérieure du talon prend un point d'appui sur un plan résistant, et les mouvements d'extension et de flexion s'opèrent selon que la malade retire ou pousse la jambe en fléchissant légèrement le genou.

Le renversement du pied en dehors ou en dedans se fait en abaissant tout le membre et en pressant fortement le tibia sur le pied, en même temps que les muscles abducteurs ou adducteurs de la cuisse agissent pour porter le membre en dehors ou en dedans.

On voit facilement que par suite de la combinaison de ces mouvements, la marche est permise à notre malade. Pour faire le premier pas, elle élève d'abord légèrement le membre du côté paralysé, puis contracte les muscles fléchisseurs de la cuisse qui porte la jambe en haut. Le muscle triceps crural lance la jambe et le pied en avant; ceux-ci s'abaissent ; le pied rencontre le sol par la partie antérieure, puis par le talon; et, par une brusque impulsion du muscle sain, le poids du corps est transporté en avant du côté du muscle paralysé, qui doit à son tour supporter ce fardeau pendant que le second pas se fera.

Pour cela le membre paralysé se raidit dans sa partie supérieure, et se met de telle sorte que le centre de gravité du corps soit en équilibre parfait.

Avec beaucoup d'exercice, et sur un sol uni la malade

peut marcher sans beaucoup de fatigue, et elle pourra même arriver à marcher avec perfection. Car le malade de l'Observation III, qui avait aussi une paralysie des muscles de la jambe et du pied par suite de section nerveuse, pouvait se livrer à de longs exercices et faire de très longues courses.

Michon, dans une lettre à Marjolin (*Gaz. des hôp.*, 1864), raconte qu'une dame qui avait subi une résection du nerf sciatique pour des névromes, eut par la suite une paralysie des muscles de la jambe et du pied. Elle marchait d'abord avec des béquilles ; après quelques mois, elle put marcher sans appui, aller beaucoup dans le monde, et au bal, où elle dansa les danses à la mode à cette époque. Pendant vingt ans qu'il l'a observée, il l'a vue vaquer à tous les exercices. La cuisse avait conservé son volume, mais les muscles de la jambe s'étaient singulièrement émaciés.

Une autre observation due à M. Léo Testut, et rapportée ci-dessus (Obs. V), montre encore des phénomènes de la *motilité suppléée*.

Cet auteur décrit l'observation d'une malade chez laquelle on avait réséqué douze centimètres du médian pour une tumeur de ce nerf. « La flexion du poignet sur l'avant-bras était conservée, dit-il. Quand on recommandait à la malade de fermer la main, elle y arrivait, mais lentement : la pulpe des trois derniers doigts se mettait en contact avec la peau de la région palmaire ; seul l'index restait en arrière et n'exécutait qu'un mouvement de flexion très limité. Le pouce conservait dans toute son étendue son mouvement d'opposition. »

Il constatait en outre que ces mouvements étaient déterminés non pas par les muscles qui les produisent normalement, mais par des muscles innervés par le cubital et le radial restés sains.

Ainsi la pronation, qui se fait par les pronateurs, se faisait par l'intervention des muscles rotateurs de l'épaule en dedans, et par le propre poids de la main.

La flexion du poignet se faisait par le muscle cubital antérieur, suppléant les grand et petit palmaires.

Les premières phalanges des doigts étaient fléchies par les interosseux.

Les autres phalanges des deux derniers doigts étaient fléchies par l'intermédiaire des deux faisceaux externes du muscle fléchisseur profond, innervés par le cubital; celles du médius par l'expansion tendineuse que lui envoie le faisceau musculaire de l'annulaire et qui associe le mouvement de flexion de ces deux doigts.

Les deux dernières phalanges de l'index et la dernière du pouce devaient leurs mouvements de flexion à l'intervention des extenseurs du métacarpe, qui, renversant en arrière les métacarpiens, soumettaient à une tension les cordes tendineuses des fléchisseurs paralysés.

Le pouce possédait l'opposition qui était due à l'action simultanée de l'adducteur et du court fléchisseur; l'abduction était très limitée et dépendait de l'action du long abducteur du pouce.

M. Testut avait déjà constaté que les muscles innervés par le médian étaient atrophiés; ainsi, il y avait à la main disparition presque complète de l'éminence thénar; à l'avant-bras, les ventres du rond pronateur, du grand et du petit palmaire, du fléchisseur superficiel, étaient remplacés par un méplat très accusé.

On dirait, en lisant ces lignes, relire les phénomènes décrits par M. Létiévant à propos de son malade sectionné du médian, tant il y a de ressemblance dans les caractères de la lésion.

L'autopsie du bras devait encore donner une explication plus probante des phénomènes qu'avait observés M. Testut. Nous reproduisons ici tous les détails de cette intéressante autopsie :

« A l'avant-bras, on constate, après avoir enlevé l'aponévrose superficielle, une différence de coloration très nette entre les muscles innervés par le *médian* et ceux qui reçoivent leurs nerfs du *cubital* ou du *radial*. Tandis que ces derniers présentent leur volume normal et leur coloration rouge ordinaire, les autres, au contraire, sont pâles, infiltrés d'une graisse demi-fluide, ramollis et se déchirant à la moindre traction. Sont frappés de cette atrophie graisseuse : le grand palmaire, le petit palmaire, le rond pronateur, le fléchisseur superficiel en totalité, les deux faisceaux externes du fléchisseur profond et le carré pronateur.

« Le nerf *cubital* est doublé de volume ; il est blanc comme à l'état normal, et se divise à 5 centimètres du poignet en deux branches terminales que nous allons retrouver à la main.

« Le nerf *radial* ne présente aucune particularité dans son volume ou sa distribution.

« Le nerf *médian* se confond en haut avec le tissu même de la tumeur ; il est grisâtre et augmenté de volume dans toute son étendue ; sa résistance est manifestement accrue; on dirait qu'il est transformé en cordon fibreux : il fournit à la partie supérieure de l'avant-bras les nerfs du grand et du petit palmaire, du rond pronateur du fléchisseur superficiel et du fléchisseur profond (moitié externe); de son extrémité inférieure se détachent les filets cutanés destinés à la paume de la main. Ces filets nerveux sont grisâtres et fibreux comme le tronc qui les fournit.

« A la main. — Les muscles de l'éminence hypothénar, les deux derniers lombricaux et les interosseux sont sains; les trois muscles de l'éminence thénar, le court fléchisseur du pouce, le court abducteur et l'opposant sont pâles, ramollis, graisseux; l'adducteur est intact. »

Nous verrons plus loin la suite cette autopsie, nous n'avons rappelé que ce qui concerne l'appareil musculaire, et nous trouvons que les résultats sont en parfait accord avec les faits observés.

Cette dégénérescence musculaire après une section nerveuse n'est pas un fait inconnu; mais une chose remarquable c'est que lorsqu'un même muscle est innervé par deux nerfs différents, la partie innervée par le nerf sectionné est toujours frappée par la dégénérescence tandis que l'autre partie conserve toutes ses propriétés.

C'est ce qui est montré encore par le fait suivant :

Mercier a eu une paralysie de l'avant-bras déterminée par une tumeur développée dans le nerf médian à deux pouces au-dessus du coude.

Tous les muscles qui reçoivent exclusivement des branches de ce nerf étaient atrophiés, réduits à l'état fibreux. — Chose curieuse, la portion interne du fléchisseur profond qui reçoit en même temps des filets du nerf cubital était rouge à l'état normal, tandis que la portion externe se trouvait décolorée.

De plus la portion du court fléchisseur du pouce qui se trouve en dehors du tendon du long fléchisseur était complètement blanche et atrophiée, tandis que la portion interne, qui reçoit d'autres branches nerveuses, présentait la rougeur et les autres apparences du tissu musculaire.

Il y a donc pour les nerfs moteurs, des zones de distributions des départements musculaires, ou moteurs comme il y a des départements sensitifs pour les nerfs sensitifs, ainsi que je l'établirai dans le chapitre suivant.

Je n'insisterai pas plus longuement sur ces faits de la *motilité suppléée*. Cette partie de la théorie des suppléances n'a donné lieu à aucune objection, et est généralement acceptée par tous les observateurs.

CHAPITRE III

SENSIBILITÉ SUPPLÉÉE

L'étude, au point de vue sensitif des observations qui précédent, est des plus intéressantes. Elles prouvent d'une manière manifeste l'exactitude des phénomènes sensitifs décrits déjà dans le Traité des sections nerveuses de M. Létiévant. Elles démontrent l'existence des départements sensitifs et les caractères de ces départements après la section de leurs nerfs, et établissent ainsi la justesse de l'interprétation par la suppléance sensitive.

Dans l'Observation V, celle de M. Léo Testut, on voit l'anesthésie être surtout apparente sur *la face palmaire des doigts médius, annulaire, et partie interne de la face palmaire du pouce.* La sensibitité va en décroissant depuis la racine des doigts jusqu'à la dernière phalange, où elle est à peu près abolie ; une pointe d'épingle est perçue sans éveiller de douleur.

Au moment où le malade avait été observé pour la première fois, la section nerveuse n'est pas complète, mais tout indique que la tumeur a déjà détruit les éléments nerveux, et a interrompu les communications entre la portion supérieure et la portion inférieure.

Lorsque quelques mois après, on eut réséqué 12 centimètres environ du nerf médian, les symptômes étaient les mêmes. « La sensibilité est généralement émoussée dans tout le *département* innervé par le médian », dit 'observateur. Il y avait donc un peu de sensibilité dans ce département, mais plus on s'éloigne des nerfs voisins restés intacts, plus la sensibilité diminue ; elle s'éteint même en certains endroits. Ainsi l'anesthésie est plus complète sur l'index, et vers l'extrémité de l'index on pouvait *enfoncer profondément une épingle* sans déterminer autre chose qu'une *sensation* de corps étranger se mettant en contact avec la peau.

On voit donc dans cette observation, une *sensibilité généralement émoussée*, en certains points une *insensibilité à la douleur* et une *sensibilité tactile*.

Chez le sujet de l'Observation VI, on trouve aussi une zone anesthésiée très nettement limitée. Toute la face palmaire du pouce, de l'index, du médius et de la moitié externe de l'annulaire était insensible. L'Observation note une différence très marquée entre la moitié interne et la moitié externe de ce dernier doigt; d'un côté la sensibilité était complète, de l'autre il y avait insensibilité ; à la pulpe du doigt la piqûre avec une aiguille ne faisait naître d'un côté aucune douleur.

Les nuances de la sensibilité dans cette plaque n'ont pas été relatées. On a pu voir il y a quelque temps dans la salle Saint-Louis, service de M. Mollière, un cas analogue à ce dernier. C'est le sujet de l'Observation IV ci-dessus. La section du nerf médian produisit une anesthésie de toute la face palmaire du pouce, de l'index, du médius, de la moitié externe de l'annulaire, de la partie externe de la main, jusqu'au poignet, ainsi que l'anesthésie de la face dorsale des deux dernières phalanges de l'index et du médius.

Le malade, examiné huit jours après l'accident, présentait sur toute cette région une insensibilité à peu près complète, quoique cependant beaucoup plus accusée à l'index et surtout à l'extrémité, que l'on perçait de part en part avec une épingle sans réveiller de douleur. Le malade répondait nettement qu'il ressentait de la douleur à la piqûre, à la partie interne de l'annulaire et pas du tout à la partie externe.

Lorsque ce malade fut revu trois semaines après, il percevait une certaine douleur à la partie externe de l'annulaire qûoique beaucoup plus obtuse qu'à la partie interne, ainsi qu'à la partie interne du médius. La piqûre sur la périphérie de la plaque à la paume de la main, était aussi perçue, l'extrémité de l'index était toujours aussi insensible qu'auparavant.

De plus si l'on grattait avec l'épingle, le malade accusait une sensation de frottement, mais moins marquée et presque nulle à l'extrémité de l'index.

Nous verrons plus loin comment expliquer ces phénomènes; constatons d'abord dans ces observations l'existence non douteuse d'un *département* présentant des degrés divers d'anesthésie.

Pour le sujet de l'Observation VII, il y avait insensibilité complète à une partie de la face palmaire de la main, à la face palmaire du pouce et des deux premiers doigts. Il y avait aussi plus de sensibilité sur la face latérale interne du médius que sur la face latérale externe.

Ici a été noté un fait que j'ai observé chez le sujet dont il est parlé précédemment, c'est qu'il y avait aussi insensibilité à la face dorsale des dernières phalanges du pouce, de l'index et du médius.

Ce fait avait déjà été signalé par M. Létiévant en 1869, dans une communication à la Société de Sciences médicales de Lyon [1]. Il disait en parlant de la plaque anesthésique du médian : « L'anesthésie se prolonge sur la face « postérieure des deuxième et troisième phalanges de « l'index du médius et souvent de la deuxième du pouce. » Cet auteur avait observé dans plusieurs cas cette même disposition ; aussi était-il déjà démontré pour lui, que la sensibilité de la région dorsale des trois premiers doigts était en partie dépendante du nerf médian, quoique les anatomistes pour la plupart déclarent que la peau de la face dorsale de ces doigts est uniquement innervée par les ramifications du nerf radial.

Depuis, ces faits ont été mis en évidence par M. Richelot [2]. Il résulte de ses travaux et de ses recherches que la face dorsale des dernières phalanges est innervée par des rameaux provenant des collatéraux palmaires à l'exception de l'auriculaire. Les dernières phalanges de l'index et du médius et la moitié externe de l'annulaire reçoivent leur innervation du nerf médian et non du radial ; un rameau du collatéral palmaire innerve aussi la moitié des dernières phalanges de l'annulaire.

I. — DÉPARTEMENT DU MÉDIAN

De tous ces faits il résulte que le nerf médian tient sous

[1] Phénomènes physiologiques et pathologiques consécutifs à la section de nerfs du bras. (Nouvelle interprétation).

[2] Rapport fait à la Société de chirurgie de Paris, dans sa séance du 15 janvier 1879.

sa dépendance une surface cutanée que l'on peut circonscrire d'une manière très nette, c'est *le département du nerf médian*. De même qu'il préside exclusivement aux fonctions motrices des muscles qu'il anime, de même il préside aux fonctions sensitives d'une portion des téguments qu'il innerve.

Lorsque nous avons coupé les communications qui mettent ce département en rapport avec les centres nerveux, nous avons alors le département anesthésié du médian, présentant des caractères particuliers que nous allons étudier.

Je décrirai successivement :

1° L'étendue ;
2° Les caractères de la sensibilité.

1° *Étendue.* — L'étendue de ce département présente des variations qui sont en rapport avec les anomalies dans la distribution des filets terminaux du nerf médian. Le plus habituellement, ainsi que je l'ai déjà dit, on fait comprendre dans ce département la face palmaire du pouce, de l'index, du médius, de la moitié externe de l'annulaire, la face dorsale des deuxième et troisième phalanges de l'index et du médius, quelquefois de la deuxième phalange du pouce, et la moitié externe de la face palmaire de la main.

Dans les observations rapportées plus haut, on ne trouve pas toujours cette même disposition. Ainsi dans l'Observation V la limite se trouve entre le médius et l'anulaire; dans l'Observation VII la limite serait aussi la même; cependant on constate au médius une moins grande sensibilité à la partie externe qu'à la partie interne. Il faudrait peut-être voir là une anomalie, le collatéral interne du médius et externe de l'annulaire serait fourni par le nerf cubital.

Les deux autres Observations IV et VI donne le département tel qu'il est décrit à l'état normal.

J'emprunte à l'ouvrage de M. Létiévant (*Traité des Sections nerveuses*) une figure où sont dessinées les limites de la plaque anesthésiée du médian.

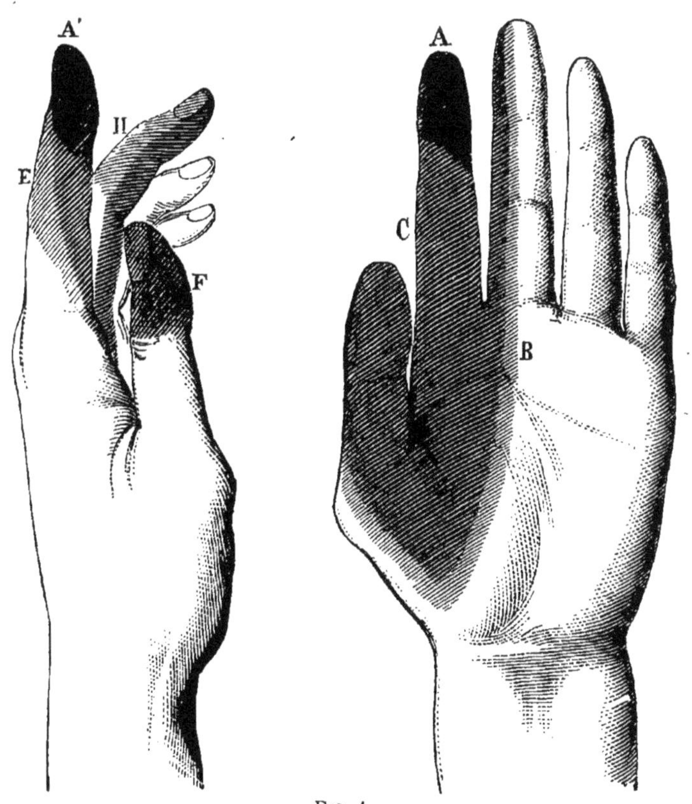

Fig. 1.

Elle présente justement le cas de l'Observation VII. Une ligne verticale suivant la partie médiane de la face antérieure du médius, circonscrivant le tiers externe du creux de la main et une notable portion de l'éminence thénar pour suivre le bord externe du pouce, limite exactement cette plaque (A B C), en avant.

L'anesthésie se prolonge sur la face postérieure des troisième et deuxième phalanges de l'index, du médius et souvent de la deuxième du pouce (Œ H F).

Nous voyons en outre dans l'Observation V, la moitié externe du pouce conserver sa sensibilité ; dans ce cas elle ne fait pas partie du département du médian. Nous avons vu dans l'observation que le collatéral externe du pouce se trouvait dans ce cas être fourni par le nerf radial.

2. *Caractères de la sensibilité.* — Tous les points du département ne sont pas anesthésiés d'une manière égale. Nous voyons en certains points une sensibilité plus ou moins grande, dans d'autres au contraire une insensibilité complète.

Dans les observations ci-dessus, nous voyons deux fois relatée une insensibilité complète à la douleur à l'extrémité de l'index ; dans les deux autres cas, il n'est fait aucune mention de cette insensibilité, peut-être n'a-t-on pas fait des recherches sur ce point. Dans tout le reste du département la sensibilité était plus ou moins obtuse ; sur les bords seuls existait dans une certaine étendue une zone sensible à la piqûre, mais cependant distincte encore des parties voisines restées sous la dépendance de leurs filets nerveux.

Ce summum d'insensibilité trouvé à l'index n'est pas un fait isolé, il est signalé dans les travaux de M. Létiévant. M. Richelot[1] a aussi apporté des faits cliniques où

[1] *Loc. cit.*

il est démontré que, à la suite des plaies du nerf médian, la sensibilité n'est complètement abolie qu'au centre de distribution de ce nerf ; tout autour elle est en partie conservée.

Les nuances d'anesthésie sont indiquées dans la figure ci-dessus par des teintes ombrées. Le *maximum* d'insensibilité à l'extrémité de l'index et surtout à sa face palmaire, est représenté sur la figure par une teinte très ombrée (A, A). Le plus souvent on peut enfoncer l'aiguille sans causer de douleur. Au pourtour se trouvent des régions moins insensibles (C.) ; et enfin sur les bords la teinte plus claire indique le minimum d'anesthésie que l'on observe.

A mesure qu'on s'éloigne des points où se trouve le maximum d'anesthésie la pointe de l'épingle doit être moins enfoncée pour provoquer une impression *douloureuse*.

Les impressions tactiles sont dans les mêmes rapports, difficilement perçues aux points très noirs, mieux à mesure qu'on arrive aux teintes claires, mais elles ne manquent jamais.

II. — DÉPARTEMENT DU GRAND SCIATIQUE

Ce que nous observons pour le médian, nous l'observons aussi après la section du nerf grand sciatique.

Dans les deux observations nous trouvons :

1° Un département dont la sensibilité est complètement modifiée ;

2° Des nuances diverses dans la manifestation de cette sensibilité.

Voici quels sont les caractères de ce département, après la section du nerf.

1° *Étendue.* — Comme étendue, nous le voyons occuper la presque totalité du pied, et la partie externe et inférieure de la jambe.

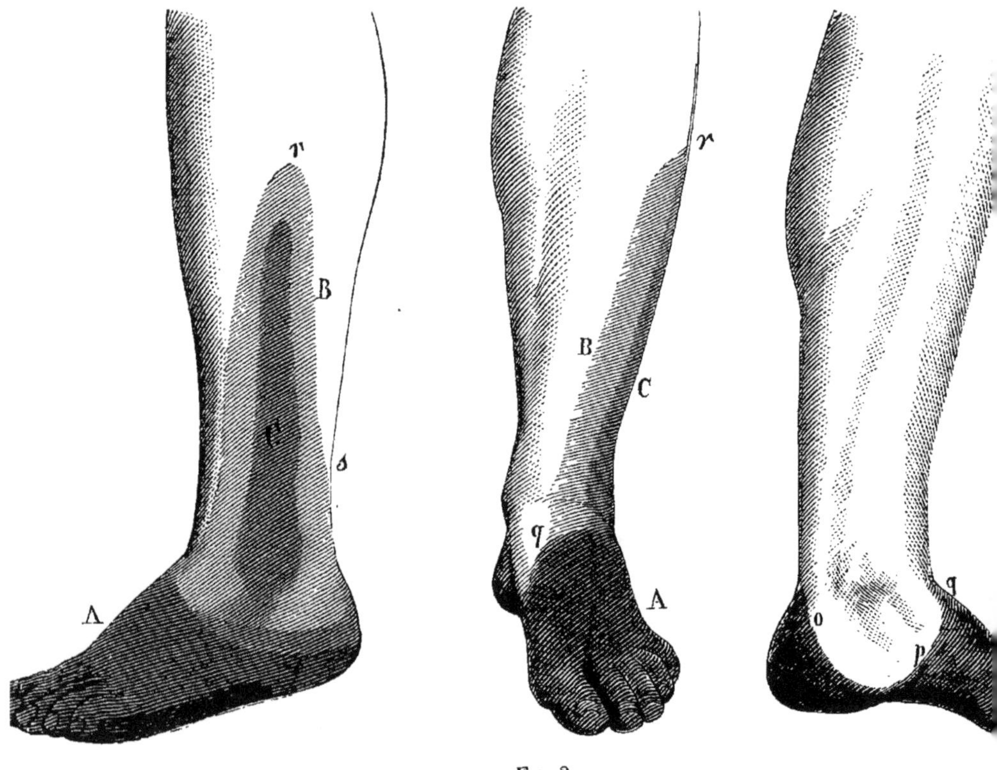

Fig. 2.

Le dessin qui en est reproduit, en montre la disposition telle que je l'ai constatée sur les sujets des deux observations ci-dessus.

Une ligne, partant du bord interne du tendon d'Achille

(o), à 2 centimètres au-dessus de l'insertion de ce tendon, descend sur la région interne du talon à distance presque égale de l'extrémité postérieure de cette saillie et de la malléole interne; elle décrit, sur la région interne du pied, une courbe en arc de cercle qui affleure la limite de la région plantaire et vient s'arrêter au niveau de la face interne du premier cunéiforme, près de l'articulation scaphoïdo-cunéenne (p). De ce point la ligne remonte obliquement en arrière sur le dos du pied, jusqu'au niveau de la partie moyenne de l'articulation tibio-tarsienne où elle occupe, à peu près, le milieu de l'espace intermalléolaire (q). Moins oblique alors, mais ascendante sur la jambe, elle contourne la malléole externe, limitant un assez large espace devant cette saillie, puis monte presque verticalement jusqu'au milieu de la face externe de la jambe (r). Là elle se recourbe, gagne le bord postérieur de cette face et descend suivant ce bord, jusqu'au niveau du tendon d'Achille, qu'elle côtoie un instant en dehors (s), pour gagner enfin le point de départ sur le bord interne de ce tendon.

2° *Caractères de l'anesthésie.* — Comme pour le département du médian, nous avons ici un maximum d'anesthésie situé au centre du département, et à la périphérie un minimum où la sensibilité existe jusqu'à un certain degré. Seulement ici ce maximum est très étendu et occupe la presque totalité du département; à la jambe il occupe un espace beaucoup plus étendu que ne l'indique la figure. Ainsi il correspond à toute la plante du pied, aux orteils et au dos du pied (A), et à la partie externe de la jambe (C). Le minimum d'anesthésie existe surtout à la région jambière, où il occupe toute la zone au pourtour de la plaque (C) sur une largeur de un centimètre environ. Au pied ce minimum est presque inappréciable; on a donc pu ne pas en tenir compte.

Chez le sujet de l'Observation II on a pu piquer de part en part la peau aux endroits correspondant aux plaques fortement ombrées (A, C) sans provoquer aucune douleur. La douleur n'était reveillée que lorsqu'on entrait dans la zone (B).

La sensibilité tacile offrait à peu près les mêmes dis-positions; cependant à la jambe les sensations de frottement et de simple toucher étaient mieux perçues qu'au pied. L'extrémité des orteils et la plante du pied ne rendaient aucun compte de ces impressions.

Les inégalités, la nature du terrain n'étaient pas appréciées, mais cependant la malade avait conscience que son pied touchait le sol lorsqu'elle marchait.

III.—EXPLICATION DE LA PERSISTANCE DE LA SENSIBILITÉ PAR LA THÉORIE DE LA SUPPLÉANCE SENSITIVE

I. *Département du médian*

Qu'est-ce donc que cette persistance de sensibilité? Qu'est ce donc qui peut tranporter aux centres nerveux ces impressions douloureuses et ces impressions tactiles?

On ne peut pas objecter la division incomplète du nerf dans un cas il y a eu résection de douze centimètres; dans d'autres cas les bouts nerveux ont pu être trouvés solés, et rapprochés par des points de suture.

Je ne parle pas de l'hypothèse de la régénération nerveuse, car alors nous aurions eu un retour complet dans la motilité et dans la sensibilité, et d'ailleurs la régénération ne se fait pas les jours qui suivent la section.

Il faut donc admettre de nouvelles voies de transmission par *l'intermédiaire des anastomoses avec les nerfs voisins et l'ébranlement des papilles saines voisines.* C'est ce qui constitue la théorie de la suppléance sensitive.

1. *Sensibilité* par anastomoses soit directes, soit indirectes ou récurrentes. — On sait que les nerfs voisins du médian sont mis en communication avec lui au moyen d'anastomoses visibles à l'œil nu. C'est ainsi qu'on voit, à la paume de la main, le filet anastomotique du médian avec le cubital, et aux doigts d'autres filets anastomotiques en plus grand nombre avec les collatéraux dorsaux des doigts. On en a décrit aussi à l'avant-bras et au bras.

Indépendamment de ces filets, il y en a qu'on ne voit pas à l'œil nu ; mais dans des recherches, suivant la méthode de Waller, on en démontre l'existence dans les parties nerveuses surtout périphériques.

Les filets qui sont dans ces branches anastomotiques paraissent avoir deux directions, les unes sont *centrifuges*, ou *directes*, ou *périphériques*, les autres sont *centripètes* ou *récurrentes*.

Les premiers paraissent se rendre directement dans les régions du nerf avec lequel ils s'anastomosent.

Les deuxièmes paraissent venir du nerf cubital, se recourbent en anse, et s'engagent dans les rameaux du médian pour gagner avec le tronc médian les parties centrales nerveuses.

Y a-t-il des filets directs partis du cubital, passant par

ces anastomoses et allant dans le département du nerf médian ? cela est probable et a paru même démontré.

Ou bien n'y a-t-il dans ces anastomoses visibles que des filets réccurrents, c'est-à-dire des filets anastomotiques qui, venus du cubital après s'être répandus dans le département du médian, remontent dans le nerf médian, de telle sorte que nerf médian comme nerf cubital ne seraient constitués que par des fibres à anses (ancienne doctrine de Marshal Hall, renouvelée de nos jours), avec filaments axiles terminaux s'en détachant ?

Tout cela est possible; mais qu'ils soient *directs*, qu'ils soient *récurrents*, ces filets anastomotiques servent incontestablement à maintenir une certaine dose obscure de sensibilité dans un département dont on a sectionné le nerf.

Il est positif que chez l'homme le département sensitif du médian a une indépendance absolue, que le nerf médian préside absolument seul à son département, qu'il agit seul pendant qu'il est intact pour faire passer les sensations nerveuses, sans que le nerf cubital y soit pour quelque chose; tout comme le nerf cubital agit seul pour faire passer les sensations de son département, comme le trijumeau agit seul sans être aidé par le facial. Coupez le médian, le département du nerf cubital garde toute son intégrité sensitive, elle n'en est diminuée en rien. Coupez le facial, nerf mixte après sa sortie du trou stylo-mastoïdien, vous n'influerez en rien sur la sensibilité du département du trijumeau, c'est le cas de l'Observation I.

En un mot, le médian n'a aucune influence sensitive appréciable sur le département du nerf cubital, tant que celui-ci est intact. Ceci a été observé bien des fois par

M. Létiévant ; M. Mollière l'a constaté également : d'un côté obscurité, de l'autre perfection de la sensibilité.

Si au lieu de sectionner le nerf médian, vous sectionnez le cubital, alors vous trouverez un département du cubital très peu sensible et ce qui reste de sa sensibilité sous la dépendance du médian et autres nerfs voisins. La réciproque est la même : le nerf médian coupé, son département présente un degré très affaibli de sensibilité, qui est sous la dépendance exclusive des nerfs cubital et radial.

On trouve, pour ainsi dire, la démonstration de ce fait dans l'observation de M. Testut. On trouve, à la nécropsie, dans le département du médian, l'atrophie de certaines branches du médian, tandis qu'au contraire on voit une hypertrophie notable du nerf cubital et de la branche venue du radial.

« Le nerf *radial* et le nerf *cubital* se partagent l'innervation de la face dorsale de la main ; les cinq premiers collatéraux dorsaux sont fournis par le radial, les cinq derniers viennent de la branche dorsale du cubital.

« L'innervation de la face palmaire est dévolue aux trois troncs nerveux : 1° de la branche antérieure du radial se détache, à deux centimètres environ de l'articulation radio carpienne, un filet assez volumineux, qui longe le bord externe du carpe, du premier métacarpien, et va constituer le collatéral palmaire externe du pouce.

« 2° Le nerf médian fournit à sa sortie de la gouttière du carpe deux filets pour les muscles de l'éminence thénar, le collatéral interne du pouce, le collatéral externe de l'index, un cinquième filet qui se bifurque après un trajet de trois centimètres pour former le collatéral interne de l'index, et le collatéral externe du médius, un dernier rameau qui se bifurque presque immédiatement après sa naissance pour s'anastomoser avec le cubital.

3° La branche palmaire du nerf cubital se divise au niveau du carpe en deux branches, une branche profonde et une branche superficielle : la première, après avoir fourni un rameau pour les muscles de l'éminence hypothénar s'enfonce, comme à l'état normal, sous le court fléchisseur du petit doigt, se porte transversalement de dedans en dehors en fournissant des filets aux deux derniers lombricaux, aux interosseux, et vient s'épuiser dans l'adducteur du pouce. La branche superficielle fournit les deux collatéraux palmaires du petit doigt, le collatéral interne de l'annulaire, enfin un rameau assez volumineux qui se porte obliquement en bas et en dehors, se fusionne après un trajet de trois centimètres environ avec les deux rameaux anastomotiques du médian et contribue vraisemblablement à constituer le collatéral externe de l'annulaire et le collatéral interne du médius. »

D'après la disposition anatomique de ces filets nerveux, M. Testut put parfaitement se rendre un compte exact du chemin que suivaient, pour arriver au centre nerveux, les diverses sensations nées sur le département du nerf médian chez sa malade.

La face palmaire externe du pouce reçoit sa sensibilité d'une branche du radial, laquelle sert, indépendamment des voies que leur offraient les anastomoses avec les collatéraux dorsaux, à transmettre les sensations nées sur la face palmaire du pouce (Cette branche est hypertrophiée).

De même la moitié externe de l'annulaire, et la face

palmaire du médius recevaient leur sensibilité des rameaux collatéraux correspondants; et par l'intermédiaire du rameau anastomotique avec le cubital les sensations nées dans ces régions suivaient la branche palmaire du cubital pour aller jusqu'au centre nerveux.

L'index était privé de filets anastomotiques, aussi y avait-il une insensibilité complète. Il n'éprouvait *que les sensations de contact occasionnées par cet ébranlement de papilles nerveuses*, dont nous parlerons tout à l'heure.

L'hypertrophie du nerf cubital ne semble-t-elle pas indiquer que ce nerf doit avoir un supplément de fonctions?

Ainsi se trouverait fondée et parfaitement démontrée, cette première partie de ma proposition, à savoir : *la persistance de la sensibilité sur un département d'un nerf sectionné se fait par l'intermédiaire des anastomoses, que les filets contenus sous ces anastomoses soient directs ou récurrents.*

M. Richelot, qui a examiné cette même question, est arrivé aux mêmes résultats : il a été frappé de cette persistance de sensibilité en certaines régions, et il a donné le nom de *sensibilité collatérale*[1] à ce phénomène. Par cette démonstration il ne visait que la première partie de ce que nous appelons la *sensibilité par suppléance*, laquelle comprend deux ordres de phénomènes : la sensibilité par anastomose ou collatérale, et la sensibilité par ébranlement.

Ainsi donc la sensibilité est conservée sur le dépar-

[1] *Loc. cit.*

tement du nerf médian par des anastomoses soit directes, soit récurrentes.

Mais est-ce le seul mode de conservation de la sensibilité sur cette région ? non ; la nature est plus riche en ressources, ainsi que nous allons le voir dans les faits suivants.

2° *Sensibilité par ébranlement des papilles à distance.* — Il y a dans l'étendue du département du médian des parties sur lesquelles il est impossible de faire naître des sensations douloureuses. On peut larder ces points avec des épingles, aucune douleur n'est perçue. On ne peut pas admettre que des filets nerveux, soit directs, soit récurrents, existent encore sur ces points, car ils permettraient la perception de ces sensations douloureuses. Et cependant nous avons des sensations de tact quelquefois assez accentuées pour que des observateurs autorisés aient pu s'y méprendre ; il faut donc admettre un autre mode de perception, c'est celui que nous donne l'ébranlement des papilles à distance.

Ce nouveau mode de transmission des sensations s'ajoutant au mode précédent doit donner à la région anesthésiée une propriété plus étendue, une aptitude plus grande pour apprécier les impressions.

Le malade de l'Observation V ne sent pas les piqûres faites à l'extrémité de son index, cependant il accuse une impression de contact ; le malade de l'Observation IV, qui a aussi l'extrémité de son index complètement insensible à la douleur, accuse aussi une sensibilité tactile. Si l'on prend cette extrémité d'index entre les deux doigts, il sent très bien que l'on presse, que l'on appuie sur son doigt. Dans les autres parties anesthésiées, si l'on passe le dos d'une épingle, en frottant plus ou moins légèrement, les sensations de frottement sont parfaitement perçues, et le malade en accuse même le siége, la direction et l'intensité.

Cette sensibilité par ébranlement des papilles à distance est d'un ordre physiologique parfaitement démontré. C'est ainsi que M. Létiévant l'établit par l'analogie qu'il peut y avoir avec le fait suivant qui a pu paraître banal à certains esprits, mais qui ne pourrait trouver d'autres explications plausibles que celles qui en ont été données. « J'applique mon index contre l'index de M. X. J'exerce un frottement en un point de mon doigt. M. X... me déclare sentir ce frottement. Il en reconnaît le siège, l'intensité, la direction... Je pique mon doigt, je le brûle ; M. X... n'en souffre nullement. »

N'est-ce pas par ce même mécanisme, que l'extrémité de l'index du malade dont j'ai parlé rend compte des impressions qu'il éprouve ?

Le retentissement de ce frottement se produit de proche en proche sur les papilles voisines et arrive ainsi jusqu'à celles restées sous la dépendance de leurs filets nerveux, pour de là être transmises au cerveau.

Lorsqu'on exerce un frottement sur un point quelconque d'un doigt chez un sujet dont l'innervation est intacte, il y a non seulement ébranlement des papilles impressionnées par le contact direct de l'objet qui produit le frottement, mais il y a aussi ébranlement des papilles voisines, et cet ébranlement des papilles voisines contribue à donner cette perfection et ce raffinement dans les perceptions sensitives. On peut s'assurer de ce fait en paralysant l'action de ces papilles par des moyens artificiels : la perception de ces frottements perdra un peu de sa délicatesse.

Ainsi nous pouvons dire que lorsque le nerf médian a été sectionné, il se produit sur la main une anesthésie se circonscrivant dans une zone ou département nettement déterminé ;

Que cette anesthésie subit des modifications variables sur toute l'étendue de ce département ;

Qu'il y a en certains points une insensibilité à la douleur, et que la sensibilité tactile existe dans toute l'étendue de cette zone ;

Que cette sensibilité (au tact et à la douleur) est le résultat de la *suppléance sensitive*, qui s'exerce de deux manières : 1° *par l'intermédiaire des anastomoses ;* 2° *par l'intermédiaire de l'ébranlement des papilles à distance.*

II. *Département du sciatique*

Je ne rentrerai pas dans la discussion des arguments que j'ai déjà donnés, pour interpréter l'existence de la sensibilité dans le département cutané du sciatique.

On a ici constaté une sensibilité à la douleur et au tact, mais cette sensibilité est beaucoup moins exquise que dans le département du médian. Comme chez ce dernier, elle est due aux anastomoses et à l'ébranlement des papilles.

Les anastomoses directes ou récurrentes ne sont pas ici une source bien considérable de sensibilité ; si d'un côté, nous comparons les propriétés de ces deux départements, médian et sciatique, nous trouvons que le premier a pour qualité essentielle d'être surtout un organe tactile, et par conséquent la nature a dû être très prodigue de ressources pour prévenir et atténuer l'effet de certains troubles que des accidents fortuits pourraient amener sur cette région. La jambe, le pied, n'étant au contraire que des organes de locomotion, il nous sera facile de comprendre que la richesse anastomotique soit moins grande, et la suppléance sensitive par ce premier mode, moins parfaite.

De plus nous devons considérer l'étendue de chacun de ces deux départements ainsi que le nombre des filets nerveux qui ont perdu leur propriété, pour admettre qu'il y ait des différences dans l'intensité et dans les caractères de la sensibilité que nous y retrouvons.

En effet nous avons dans presque toute l'étendue du département du sciatique une anesthésie à la douleur complète, et à la périphérie une zone sensible à la douleur. Cette zone reçoit de tous les départements voisins des filets nerveux qui viennent s'y épuiser, et contribuent ainsi à entretenir une sensibilité qui aurait complètement disparu sans cela.

Nous voyons dans les planches d'anatomie ces terminaisons nerveuses venir s'entre-croiser, s'anastomoser sur toute la périphérie.

La sensibilité par l'ébranlement des papilles à distance a aussi lieu ici comme pour la main; elle est aussi plus obtuse en raison de la plus grande pauvreté de papilles tactiles. Le frottement est perçu à la jambe, mais à la plante du pied il ne l'est plus; la malade ne perçoit même pas les inégalités de terrain, mais elle se rend compte de la résistance du sol. La plante du pied est déjà un organe d'une susceptibilité sensitive excessivement faible, ce qui explique très bien cette non-perception de frottement.

Quant à l'appréciation de la résistance du sol, elle est due à la communication de cette résistance au membre et au tronc.

Ainsi, il existe au membre inférieur un département cutané soumis à l'influence des filets sensitifs du nerf sciatique.

Par suite de la section de ce nerf, nous avons un département anesthésié auquel la sensibilité suppléée apporte diverses modifications.

Veut-on un argument de plus pour démontrer la transmission des sensations tactiles par l'ébranlement des papilles à distance? l'Observation VIII nous le fournit d'une manière manifeste. Voici un lambeau de la peau du front qui va servir à remplacer un nez. Ce lambeau est à un moment donné isolé de tous rapports avec les filets nerveux. Pourquoi perçoit-il sur cinquante-cinq centimètres de surface seulement les sensations de tact? et pourquoi sur ces mêmes points ne perçoit-il aucune sensation de douleur et de température? C'est que les sensations tactiles sont là le résultat de l'ébranlement produit sur les papilles voisines. S'il y avait des filaments nerveux sensitifs, en les piquant on ferait naitre une douleur.

Donc les sensations tactiles peuvent être perçues nettement sur un organe en l'absence de tout réseau nerveux périphérique récurrent ou direct, et si l'on n'a pas la notion de la perception par ébranlement à distance, on est conduit à croire à un retour de la sensibilité là où il n'y a qu'un mode nouveau de perception sensitive. Il faut donc connaître ce mode de sensibilité par suppléance, afin d'interpréter d'une manière judicieuse les faits pathologiques observés sur l'homme.

IV. — D'UN NOUVEAU MODE DE SUPPLÉANCE

Enfin, il y a un troisième mode de perception des sensations par suppléance que M. Létiévant a signalé au Congrès de Paris pour l'avancement des sciences (1878), c'est la perception par la formation de réseaux périphériques nouveaux; il l'appelle encore régénération de réseaux nerveux périphériques.

Ce mode a été observé par lui deux fois sur des nez, après autoplastie. La première observation ayant présenté les mêmes phénomènes que la deuxième, je n'a rapporté ici que cette dernière, parce que j'ai pu l'observer moi-même.

Voici ce que l'on a constaté quinze jours après la section du pédicule qui retenait encore le lambeau au front. La périphérie de ce lambeau était sensible sur une zone d'un demi-centimètre de largeur au pourtour de portions qui avaient adhéré à la joue et au reste des parties saines ; il y avait sensibilité à la piqûre, à la température. Elle n'était plus rapportée au front comme avant la section du pédicule, mais à son siège près de la joue. La sensation passait donc par des portions nerveuses en communication avec les nerfs de la joue (sous-orbitaire, ethmoïdal, etc.).

Il y a donc une voie nouvelle qui s'est ainsi trouvée

ouverte au passage des sensations. Celles-ci, qui précédemment suivaient la voie des nerfs frontaux, passent maintenant par un nerf voisin.

Pour avoir l'explication de ce fait, il faut absolument admettre que les réseaux périphériques de ce nerf voisin se sont abouchés avec le lambeau frontal, qu'ils s'y sont insinués et y ont formé un nouveau réseau, ou bien qu'ils ont rencontré des parcelles du réseau nerveux ancien avec lequel ils se sont mis en communication. De ce contact est résultée la régénération du réseau ancien.

Il est à espérer que ce réseau périphérique restauré s'étendra, qu'il gagnera vers le centre, et qu'il finira par rendre la sensibilité à toute cette portion de lambeau qui n'a encore que la puissance de percevoir des sensations tactiles par ébranlement.

En effet quelques phénomènes nouveaux encore un peu obscurs permettent d'espérer la restauration complète de le nouveau réseau nerveux.

Depuis quelques jours les phénomènes suivants ont apparu : la zone sensible s'est élargie, elle était il y a trois mois d'un demi-centimètre à peine, actuellement elle a atteint près d'un centimètre. Sur le dos du nez à la partie voisine de la cicatrice du pédicule, la sensibilité occupe une étendue de trois centimètres, et elle est tellement manifeste que le malade accuse une forte douleur au moindre contact de la pointe de l'épingle. Chose remarquable et nouvelle, lorsqu'on touche certains endroits de la pointe du nez, il rapporte d'une manière un peu confuse, il est vrai, cette sensation à la région frontale, ce qui semblerait indiquer un commencement de régénération des filets du pédicule.

Ce nouveau mode de suppléance sensitive par formation de réseau nouveau ou régénération du réseau ancien, devenant alors une dépendance de nerfs voisins, est à ajouter aux deux autres modes et il serait bon, comme le veut l'auteur de la théorie, qu'on appelât désormais sous le nom de suppléance sensitive à la fois :

1° La sensibilité par filets anastomotiques directs ou récurrents ;

2° La sensibilité par ébranlement des papilles à distance ;

3° La sensibilité par néoformation et régénération de réseaux nerveux périphériques.

Puisque des réseaux nouveaux peuvent se former sur la périphérie du lambeau, il y a à se demander si, après les sections nerveuses du médian par exemple, le département du nerf sectionné n'est pas susceptible de voir les réseaux des nerfs voisins unis déjà aux siens, les développer, les régénérer en partie. Il est certain que lorsqu'on observe la sensibilité de nombreux mois après la section du nerf médian, on trouve quelquefois la sensibilité tellement revenue malgré la non-régénération du nerf, qu'on est tenté de croire à ce nouveau mode de suppléance.

DEUXIÈME PARTIE

CONSÉQUENCES PRATIQUES

La théorie de la suppléance sensitivo-motrice éclaire un grand nombre de faits relatifs à certaines opérations faites sur les nerfs. Je vais essayer de démontrer quelles sont les conséquences à en retirer relativement à la *névrotomie* et à la *suture nerveuse*.

CHAPITRE PREMIER

DE LA NÉVROTOMIE DANS LES NÉVRALGIES

Relativement à la névrotomie, certaines recherches tendent à contester la pratique de cette opération pour les névralgies. On a nié qu'une section d'un nerf puisse guérir une névralgie, et le seul cas où la guérison pourrait avoir lieu, serait une section multiple et associée de tous les nerfs ayant des rapports avec la région atteinte.

Pour appuyer ces conclusions, on a invoqué la diffusion

de la sensibilité périphérique et la non-existence de départements sensitifs.

Ces conséquences ont été consignées dans une thèse[1] très intéressante du reste, quoiqu'on puisse y relever certaines inexactitudes, et quelques commentateurs pourraient être portés à croire les dogmes qui y sont contenus applicables à l'homme, tandis qu'ils n'ont pu être basés que sur des expérimentations faites sur des animaux.

En effet, si on ne considère que ce qui arrive après avoir sectionné des nerfs sur des pattes de chiens et de chats, on en arrive à nier l'existence des départements sensitifs ; aucun département sensitif ne serait indépendant, le réseau nerveux périphérique le mettant toujours en relation avec les troncs nerveux voisins. Ce ne serait donc pas un nerf seul qu'il faudrait couper pour éteindre la sensibilité dans une région, ce serait deux, trois nerfs et souvent même un plus grand nombre ; témoin la sensibilité du doigt d'un chien, qui ne disparaît complètement que par la section associée des quatre collatéraux de ce doigt.

Comme conséquence pratique de tout ceci, il résulterait que la section d'*un* nerf ne suffirait pas pour éteindre une névralgie, et que pour pratiquer une névrotomie qui pourrait être de quelque utilité, ce serait une section associée de *plusieurs* nerfs, ou polynévrotomie, qu'il faudrait faire.

L'observation de l'homme n'autorise pas de semblables conclusions, car d'après les faits établis dans la

[1] Cartaz. *Des névralgies envisagées au point de vue de la sensibilité récurrente.* — Thèse de Paris. 1875.

première partie de ce travail, il a été parfaitement démontré :

1° Qu'il y a des départements nerveux très nets, très limités, bien que susceptibles de quelques nuances dans leur configuration et dans la disposition de leur sensibilité ;

2° Que l'influence venue à ces départements des nerfs voisins est très légère et à l'état normal à peu près insignifiante.

De là cette conséquence que si une névralgie éclate sur un département, c'est le nerf de ce département qui doit être désigné pour la névrotomie, et que la section de ce nerf seule doit suffire à guérir l'affection. Cette déduction conduit donc à la pratique de la mononévrotomie, pratique basée sur les notions résultant de l'investigation de la clinique et de la physiologie humaine.

Ainsi, qu'une névralgie éclate dans le département du nerf médian, c'est à la section seule de ce nerf que l'on doit songer, à moins de conditions cliniques toutes spéciales et non encore démontrées ; il serait non-seulement inutile, mais nuisible de faire la section associée des nerfs médian, cubital et radial.

D'ailleurs, il ne faut pas prendre exclusivement des données anatomiques ou physiologiques plus ou moins établies, pour servir de fondement à la pratique de la névrotomie; c'est à l'observation clinique et pratique que l'on doit s'adresser, tout en s'aidant des moyens précédents. Ériger en doctrine la pratique de la polynévrotomie, sous prétexte d'absence de départements nerveux, est contraire à l'observation journalière des faits cliniques les plus vulgaires.

Les trois observations développées ci-après démontrent la valeur de ce que j'avance, et l'influence de la connaissance exacte des départements sensitifs pour les indications de la névrotomie.

Plus loin, j'exposerai des résultats statistiques qui établiront que les névralgies sont guéries par la pratique de la névrotomie, et que la mononévrotomie a donné des résultats plus favorables encore que la polynévrotomie.

OBSERVATON I (inédite).—*Névralgie rebelle du nerf sous-orbitaire gauche.—Section de ce nerf dans le canal* (M. Létiévant). — M. M..., ancien percepteur, demeurant à Lyon, âgé de 58 ans, souffre depuis plus de vingt ans d'une névralgie du nerf sous-orbitaire gauche.

Au début, les douleurs étaient très vives, et revenaient par périodes d'une durée de quinze à trente jours, laissant entre elles un intervalle de calme variant entre un, deux et trois mois.

Peu à peu la névralgie augmenta d'intensité, les accès se répétaient à de courts intervalles.

Depuis ces dernières années le malade est pris à chaque instant de violentes lancées. L'alimentation lui est devenue impossible par les excessives souffrances qu'il éprouve en ouvrant la bouche. —Pendant la nuit, des lancées intolérables le réveillent continuellement ; il crie, demande en vain un soulagement, et souhaite que la mort le débarrasse d'une si cruelle maladie. Pendant ces périodes de douleurs, il lui arrivait de rester plusieurs jours sans manger ni dormir.

Toute occupation lui devenait impossible ; il remplissait les fonctions de percepteur, il est obligé de donner sa démission ; il ne peut se livrer à un travail quelconque.

Il dit avoir employé tous les remèdes possibles pour amener un soulagement : narcotiques, antispasmotiques, vésicatoires, etc. Il a usé même de nombreux moyens empiriques. Rien n'est venu apporter un terme à ses douleurs.

Il apprend qu'une opération peut le guérir ; il vient la demander.

Lorsqu'il se présente, on constate tous les caractères d'une névralgie du nerf sous-orbitaire gauche. — Douleurs lancinantes s'irradiant *dans toute la joue* jusque sur l'*aile du nez et la lèvre supérieure*.—La pression du nerf, au niveau du trou sous-orbitaire, fait naître l'accès névralgique dans toute son étendue. — La face pâle, amaigrie, donne au malade une expression de profondes souffrances.

L'opération eut lieu le 8 avril 1876.

Après avoir anesthésié le patient à l'éther, M. Létiévant fit une incision sur la base de la paupière inférieure, dans le sillon sous-palpébral, suivant une légère courbe à convexité inférieure; elle s'étendait sur une longueur de 3 centimètres. On arrive sur le bord antérieur du plancher de l'orbite, on décolle les parties molles avec le bec d'une sonde; une cuillère *ad hoc*, glissant en dessous, soutient et élève le globe oculaire.

Le plancher à découvert, on brise avec le bec de la sonde la cloison supérieure du canal sous-orbitaire; et le nerf étant mis à nu, on engage au-dessous de lui un crochet pour le soulever et l'explorer. Puis on fait la résection de quelques millimètres. L'artère qui l'accompagne est saisie en même temps, sectionnée, et on en opère immédiatement la torsion.

Le pansement consista dans le rapprochement des lèvres de la plaie, et le maintien de ce rapprochement par un peu de charpie et une bande doucement compressive. Le but était d'avoir une réunion immédiate.

Le malade passa une très bonne nuit, et le lendemain il ressentit une seule lancée assez intense vers le lobe du nez. — Il manifeste sa joie de se trouver dans un bien-être qu'il ne connaissait plus.

Le deuxième jour la douleur ne se répéta plus.

L'amélioration continua les jours suivants et la cicatrisation de la plaie était complète, lorsque le malade étant sorti plusieurs heures dans la ville pour affaires, reçut la pluie et rentra mouillé; un érysipèle se déclara à la face, dura trois jours et guérit.

Le malade fut revu trois mois après son opération. La guérison s'était maintenue; pas la moindre petite douleur névralgique ne s'est manifestée.—La cicatrice de la plaie est à peine visible, dissimulée dans le sillon sous-palpébral. —La face n'a pris aucune expression particulière. — L'opéré n'accuse qu'une sensation anormale dans la joue ressemblant à un engourdissement léger.

J'ai eu des nouvelles récentes de ce malade, opéré le 8 avril 1876; il est toujours guéri de sa névralgie.

Obs. II (inédite) [1]. — *Section du nerf sous-orbitaire droit pour une névralgie* (M. Rouge, de Lausanne). — Ch. H..., cultivateur, âgé de 51 ans, est atteint depuis douze ans de douleurs de la région faciale droite. Ch. H... souffre quand il parle, quand il mange, quand il se mouche ; pour toutes ces diverses opérations il est obligé de prendre des précautions ; le travail exaspère ses douleurs ; depuis douze ans il est réduit à l'inaction, et cependant cet homme était fort travailleur. Il a consulté un certain nombre de médecins, suivi divers traitements, vu des empiriques ; il s'est fait arracher des dents du côté malade, cela sans rien dire. Résultat nul.

Ch. H... vient voir le docteur Rouge au mois de juin 1877.

Les douleurs sont presque constantes ; le malade ne peut s'occuper de rien ; il a *du noir*, la vie lui est à charge. — Point douloureux très net à la pression sur le trou sous-orbitaire ; douleurs sur le trajet des rameaux nasaux et labiaux du nerf sous-orbitaire, douleur au niveau des muscles triangulaires du nez, élévateur de la lèvre, canin et portion correspondante de l'orbiculaire des lèvres.

M. Rouge conseille la névrotomie sous-orbitaire, qu'il pratique de la manière suivante : Incision transversale, section du nerf à sa sortie du canal osseux, et dissection avec enlèvement de tous les rameaux que l'on trouve sur le champ opératoire ; ces derniers paraissent un peu plus volumineux qu'à l'état normal.

La guérison fut immédiate. Les douleurs disparurent de suite après l'opération, qui avait eu lieu le 2 juin 1877.

Le 11 octobre suivant, Ch. H... vint rendre visite à M. Rouge pour lui manifester sa satisfaction dans le résultat de son opération.

Avec sa complète guérison avaient reparu son aptitude au travail, l'appétit, le sommeil, etc. Il n'a jamais souffert depuis la section du nerf malade.

Ch. H... raconte alors qu'il donne à ses souffrances l'origine suivante : Il y a douze ans il tirait à la carabine avec une arme

[1] Cette observation a été communiquée par M. Létiévant, qui la tenait de M. Rouge lui-même.

pourvue d'une mire américaine; il tira cent coups dans une matinée; le canon s'encrassa, le recul devint fort, et le bord de la mire venait frapper la joue, qui se tuméfia. Cette tuméfaction un peu douloureuse dura plusieurs jours, et ce ne fut que lorsqu'elle fut dissipée, que commença la névralgie qui devait durer douze ans.

L'opération n'a été suivie d'aucun accident; ses suites ont été bénignes ainsi que chez tous les opérés de M. Rouge.

M. Rouge ajoute qu'il ignorait la cause du mal lorsqu'il opéra C. H... ; par de singulières considérations, il avait caché et la longue durée, et les souffrances et leurs causes véritables. Cette observation, dit-il, pourrait être intitulée : « Contusions répétées sur la région sous-orbitaire ayant déterminé une névralgie de douze ans de durée, guérie par la névrotomie, avec excision des rameaux terminaux du nerf.

Observation III (inédite.) — *Névralgie dentaire. — Section du nerf dentaire inférieur. — Guérison.* — (Hôtel-Dieu de Lyon, service de M. Létiévant.) — J. D..., âgé de 63 ans, de profession sédentaire, entre à l'Hôtel-Dieu, salle Saint-Joseph, dans le service de M. Létiévant, le 23 décembre 1878.

Ce malade, ancien militaire, a toujours joui d'une excellente santé.

Depuis cinq ans il souffre de douleurs névralgiques à la joue gauche; elles avaient leur point de départ vers la lèvre inférieure, et s'irradiaient jusqu'au niveau de l'oreille correspondante. Elles étaient lancinantes, exaspérées par la pression sur un point du maxillaire inférieur situé au-dessous de la commissure.

Le premier accès dura trois mois. Croyant à un mal de dents, le patient se fit arracher une dent, la première molaire.

Un mois de calme suivit cette période, puis les douleurs revinrent pendant trois ou quatre mois. Cette fois les douleurs étaient un peu plus aiguës, les lancées plus fortes, plus pénibles.

Ce second accès fut aussi suivi d'une période de calme, puis de nouveaux accès se produisirent, mais à mesure que le temps s'écoulait, les accès augmentaient d'acuité, les douleurs lancinantes retentissaient jusqu'à l'oreille et à la tempe.

Il y a quinze mois, il consulta un médecin à Lyon qui lui conseilla de se faire arracher les dents. Toutes les dents inférieures du côté malade furent en effet extraites ; le malade en éprouva un soulagement immédiat, il croyait être délivré et se trouvait déjà heureux, car depuis quinze jours, il n'avait pu ni dormir ni manger. Vain espoir ! trois jours après, les douleurs revinrent plus vives que jamais.

En effet, depuis ce temps les accès se répétaient sans laisser un moment de relâche. Le moindre bruit, la moindre parole, la moindre expression dans le jeu de la physionomie, suffit pour faire naître un accès terrible. Il ne peut se livrer à aucune occupation, il est obligé de prendre quelqu'un pour le remplacer dans ses fonctions publiques.

Dans ces derniers temps, il est resté sept jours sans pouvoir prendre quelque nourriture que ce soit; pendant deux mois il n'a pu dormir un seul instant. Aussi le malade, qui était robuste, est-il arrivé à un état de faiblesse et d'anémie considérable.

Il avait essayé de tous les remèdes pour avoir un peu de soulagement : pommades en frictions, opium à l'intérieur et à l'extérieur, sous toutes les formes ; belladone. Il eut même un moment d'intoxication en prenant cette dernière substance.

Mais ce qui lui procura le plus grand soulagement, fut une injection sous-cutanée de sulfate d'atropine, que lui fit le Docteur Bouveret il y six mois. Après la première injection le malade resta un mois guéri, mais malheureusement la période de douleurs revint et les injections de sulfate d'atropine ne produisirent plus aucun effet.

On crut encore devoir faire prendre de l'iodure de potassium, mais ce traitement donné avec vigueur n'occasionna aucune modification dans son état.

Lorsqu'il se présente le 23 décembre, il est sous l'influence d'un accès douloureux provoqué seulement par les paroles qu'il prononce.

Les douleurs sont très vives; il les sent surtout vers la commissure labiale, vers la région antérieure profonde pré-auriculaire, vers la tempe et vers le bord de la langue.

La pression sur le trajet de chacun des nerfs qui se rendent dans ces régions, ou sur les points où ils sont accessibles exaspère les douleurs d'une manière notable.

M. Létiévant déclare que malgré l'irradiation considérable des douleurs sur le nerf lingual, sur l'auriculo-temporal, et sur le maxillaire inférieur, il n'y avait pas lieu de faire une polynévrotomie : 1° parce que la névralgie a commencé au début par le nerf dentaire inférieur et est restée localisée sur lui plusieurs mois; 2° bien que s'irradiant aujourd'hui sur les branches voisines d'une manière excessive, elle a ce caractère que la crise douloureuse, quand elle débute, commence par des lancées d'abord dans le nerf dentaire inférieur ; 3° dans un moment de calme relatif, M. Létiévant parvient à faire naître la crise douloureuse en ébranlant le nerf dentaire inférieur à son entrée dans le canal de Spix; il ne fait pas naître de crise en provoquant le lingual, ni le temporal ni l'auriculo-temporal.

Donc la mononévrotomie du nerf dentaire inférieur suffira pour amener la guérison, et il serait inutile et nuisible de soumettre ce malade à des mutilations plus nombreuses.

L'opération eut lieu le 26 décembre. En voici les détails :

Le malade est soumis à l'éthérisation. — L'écarteur de la mâchoire est mis en place à droite. L'écarteur de la joue est placé du même côté de manière à favoriser l'entrée des rayons lumineux. La langue est saisie par une pince et maintenue tirée du côté opposé au champ opératoire. La commissure labiale du côté opéré est saisie par un crochet, écartée et refoulée en arrière, de manière à diminuer la profondeur du siège de l'opération. Le doigt s'engage et reconnaît la face interne du maxillaire inférieur.

Une incision est faite à cinq millimètres en arrière du bord antérieur de l'apophyse coronoïde, s'étendant du niveau de la molaire supérieure au niveau de la molaire inférieure. L'incision arrive jusqu'aux fibres d'implantation du temporal. — Séparation de ces fibres et du ptérygoïdien interne, qui est rejeté en dedans. — Recherche avec le doigt de l'épine de Spix, au fond de l'incision. Cette épine est haut et très profondément située.

Dans ces recherches le nerf lingual est mis à découvert sur une longueur de un demi centimètre, dans le tiers interne de la plaie. Il est déjeté en dedans et maintenu doucement écarté par un crochet.

Un autre crochet profond retire la muqueuse et le bord du temporal. Tout au fond de la plaie on finit par mettre à découvert le nerf dentaire.

Ce dernier ainsi que l'artère est chargé, sur un crochet ; une pince à torsion est dirigée sur l'artère, la saisit et la mâchonne; mais la torsion peut à peine s'exécuter, la pince lâche et est retirée.

Une pince placée dans le but de maintenir le nerf avant sa section, afin de pouvoir faire l'excision, trop volumineuse est retirée, et l'on se borne à pratiquer la section, espérant pouvoir ressaisir le bout inférieur du nerf et opérer l'extirpation sur une longueur de un centimètre.

La section pratiquée, les deux bouts s'écartent, le bout supérieur disparaît ainsi que le bout inférieur.

Le doigt cherche vainement ce bout inférieur dissimulé dans le canal dentaire : on doit se contenter de la section.

Aucune hémorrhagie n'a eu lieu.

Dans les recherches du nerf, on a eu soin de raser la surface périostée de l'os et de ne pas dépasser les limites d'insertion des muscles qui prennent leur attache à la ligne sphéno-épineuse.

Le malade, qui s'est réveillé avant la fin de l'opération, continue à supporter patiemment le reste des manœuvres opératoires.

Des éponges au bout d'un bâton étaient destinées à étancher le sang. — On rapproche avec les doigts les bords de la plaie, et le malade est reconduit à son lit.

Aucune hémorrhagie consécutive ne se déclara. Les douleurs cessèrent, et le malade, qui n'avait pas dormi depuis si longtemps, passa une très bonne nuit.

Le lendemain à la visite le malade nous exprime tout le bonheur qu'il éprouve de sa délivrance.

Le même état satisfaisant se maintient les jours suivants.

Le 30 décembre, il ressentit une petite lancée qui remontait jusque sur le temqoral. Le malade la comparait à un petit frémissement qui d'ailleurs ne se reproduisit pas.

Le lendemain, cinq ou six lancées partant du bord inférieur du maxillaire inférieur, s'irradiant jusque vers les dents; — cinq autres petites lancées partant toujours du même endroit, s'irradiant vers l'oreille. Ces lancées étaient très peu douloureuses et ressemblaient à de légères piqûres d'épingle.

Ces lancées passagères ne se renouvelèrent pas les jours suivants. La plaie se ferma sans incident. Et le 9 janvier, le malade put partir complètement guéri de sa névralgie.

L'état de la sensiblité dans la partie de la peau innervée par les branches terminales du nerf dentaire inférieur ne fut constaté que bien superficiellement, car le malade avait toute sa barbe, et il eût été imprudent de le faire raser pour cet examen. La plaque anesthésique ne put donc pas être limitée. Toutefois on put s'assurer qu'une épingle enfoncée au niveau de cette plaque ne faisait naître qu'une douleur très obtuse. En tirant les poils de la barbe violemment, on ne faisait naître aucune douleur, mais le malade sentait parfaitement qu'on tirait, tandis que du côté opposé, il éprouverait une douleur même assez forte,

En étudiant attentivement ces observations, on voit que les douleurs névralgiques n'étaient pas contenues dans le département seul du nerf atteint, mais empiétaient aussi dans les départements voisins.

Ainsi (observation I) les douleurs s'irradiaient dans toute la joue jusqu'à l'aile du nez et la lèvre supérieure. Tout le département du nerf sous-orbitaire était donc atteint par la névralgie ; de plus il y avait un retentissement douloureux jusque dans le département du nerf naso-lobaire, branche de l'ethmoïdal, dans sa partie la plus voisine des branches nasales du sous-orbitaire.

Quelques observateurs auraient pu croire à la nécessité de sectionner le nerf naso-lobaire en même temps que le nerf sous-orbitaire. Et certainement des partisans de la diffusion sensitive périphérique n'auraient pas manqué de faire la section de tous les nerfs voisins du département malade, puisque tous y envoient des ramifications anastomotiques.

Mais il faut bien noter que la pression seule sur le nerf sous-orbitaire faisait naître les accès, que l'accès débutait par ce nerf, que le maximum de la douleur était le département de ce nerf.

Je pourrais faire la même remarque sur le malade de lo'bservation II : point douloureux très net à la pression sur le trou sous-orbitaire ; douleurs sur le trajet des rameaux nasaux et labiaux du nerf sous-orbitaire, douleur au niveau des muscles triangulaire du nez, élévateur de la lèvre, canin et portion correspondante de l'orbiculaire des lèvres.

Mais les faits les plus probants concernant les irradiations douloureuses sur les départements voisins, sont ceux que nous fournissent le sujet de l'observation III. D... ne souffre pas seulement sur le trajet du dentaire inférieur, mais il a aussi des retentissements douloureux dans les départements du lingual et de l'auriculo-temporal. Ici on aurait certainement pu croire à la nécessité d'une polynévrotomie, si un examen attentif n'était venu éclairer le diagnostic et poser d'une manière certaine l'indication de la section du nerf dentaire inférieur seul.

Ainsi on avait remarqué que la névralgie avait débuté par le dentaire inférieur et était restée localisée sur lui plusieurs mois; les douleurs commençaient toujours par ce nerf, avant de s'irradier sur les départements voisins; et de plus on pouvait faire naître l'accès névralgique seulement en pressant le nerf dentaire inférieur au niveau de l'épine de Spix, tandis qu'il n'en était pas de même en pressant sur le trajet des autres nerfs, et cet accès ainsi provoqué avait tous les caractères de ceux qui se déclaraient spontanément, c'est-à-dire avec irradiation sur le bord de la langue, et vers la région temporale préauriculaire. C'était donc bien le nerf dentaire inférieur qui était la cause de la névralgie, et sa section devait inévitablement éteindre la maladie.

Pour celui qui a la connaissance exacte d'un département sensitif, de ses caractères, de ses rapports avec les départements voisins, une telle interprétation ne doit rien avoir de surprenant. Elle est même tellement rationnelle, qu'il serait difficile de comprendre que l'on eût pu faire dans cette circonstance une mutilation inutile et même très nuisible.

Une telle interprétation nous met encore bien loin de ceux qui ne comprennent l'utilité d'une intervention que par la section multiple et associée d'un certain nombre de nerfs, sous le prétexte de la diffusion du réseau périphérique.

Ainsi, dans les trois observations, grâce aux notions fournies par la théorie de la suppléance sensitivo-motrice, on en est arrivée à poser d'une manière certaine l'indication d'une mononévrotomie. Les résultats d'ailleurs fournissent un succès éclatant à cette manière de voir. Le malade de la première observation était encore guéri trois mois après son opération ; depuis, la guérison ne s'est pas démentie.

Celui de l'Observation II fut revu plus de quatre mois après l'opération ; la guérison s'était maintenue, et il venait remercier M. Rouge de l'avoir délivré d'une si cruelle maladie.

Depuis plus de trois mois que le malade de l'Observation III a été opéré, la guérison est toujours complète.

Un malade se trouvait, il y a quelques jours, dans la salle Saint-Joseph, atteint d'une névralgie du sous-orbitaire droit depuis plus de huit mois. Il avait vainement essayé tous les moyens de soulagement, sa maladie résistait à tous les traitements. Il réclama alors l'intervention chirurgicale. Les douleurs s'irradiaient sur la joue vers la lèvre supérieure, il y avait surtout un point à ce niveau, où la douleur était très violente, c'était au niveau du nerf buccal. L'étude attentive permit de localiser la maladie sur le nerf sous-orbitaire seul, et ce qui éclaira surtout le diagnostic c'est qu'en pressant fortement le nerf sous-orbitaire vers le trou de sortie, on suspendait momentanément en grande partie l'accès. Il devenait donc alors certain qu'en coupant le nerf on arrêterait le mal[1]. En effet, M. Létiévant réséqua environ un demi-centimètre de ce nerf sur le plancher de l'orbite, et le lendemain le malade ne se plaignait plus de sa névralgie; il sortit guéri le huitième jour. Mais ce fait est trop récent pour être invoqué, je me borne à le signaler en passant.

On ne saurait trop insister sur l'importance qu'il y a à bien établir le département affecté par la névralgie. On évite ainsi une foule d'erreurs; quand ce département est bien déterminé, on sait par quel nerf il reçoit sa sensibilité, et il devient facile d'en déduire la nécessité d'une section de tel ou tel tronc nerveux. Combien de faits, portés au passif de la névrotomie, auraient pu donner un résultat favorable, s'ils avaient été observés au point de vue où je me place!

En voici un que je tiens à rappeler, car il a été rapporté dans plusieurs travaux, et on l'a invoqué même comme une preuve de l'inefficacité de la névrotomie.

Je le trouve dans la thèse de M. Cartaz: Un homme de 68 ans entre en 1868 à l'Hôtel-Dieu de Lyon, « pour

[1] Le point principal qui servit à éclairer le diagnostic, c'est qu'en pressant fortement et un certain temps sur le trajet du nerf sous-orbitaire, on arrêtait momentanément l'accès.

M. Létiévant avait déjà insisté là-dessus dans son Traité, c'est le signe d'une névralgie à origine périphérique. M. Cartaz ne conseille la pratique de la névrotomie que dans le cas où ce signe a été nettement reconnu, et encore réclame-t-il la polynévrotomie.

« des douleurs extrêmement vives dans le pied, et la « jambe du côté droit et plus particulièrement en dehors. « Leur maximum d'intensité était au niveau de la mal- « léole externe. » Après avoir mis en œuvre une foule de moyens, le chirurgien fit la résection du nerf saphène externe, au niveau du tiers supérieur de la jambe. Insuccès complet, le malade paraissait souffrir autant qu'avant l'opération.

L'explication de cet insuccès se trouve dans les considérations suivantes :

Les douleurs étaient à la partie externe de la jambe et du pied, les départements de cette région sont ceux du musculo-cutané et du saphène externe : lequel des deux départements était malade? tous deux l'étaient-ils à la fois?

L'observation ajoute : « Les douleurs paraissant occu- « per le trajet du saphène externe, on coupa le nerf au « au niveau du tiers supérieur de la jambe. » Si l'on veut admettre par là que le département affecté était bien celui du saphène externe, il fallait se rappeler par quelle voie la sensibilité y était entretenue.

Le département du saphène externe occupe la partie externe du pied, et la malléole externe reçoit sa sensibilité du nerf saphène externe et de son accessoire; ces deux branches qui ne sont pour ainsi dire que les deux racines d'un même nerf, viennent se réunir en un tronc commun vers la malléole externe pour fournir des rameaux sensitifs à cette région et à la partie externe du pied.

En ne sectionnant qu'une de ces racines arrive-t-on à détruire la sensibilité de ce département, à arrêter les accès d'une névralgie? Cela n'est pas probable, et dans le cas qui nous occupe, le maximum d'intensité des douleurs était au niveau de la malléole externe, c'est-à-dire du tronc commun.

Il n'est donc pas étonnant que cette section du nerf saphène externe n'ait amené aucune modification dans l'état de ce malade.

Cette observation ne paraît donc avoir aucune valeur au point de vue des conséquences qu'on a voulu en tirer.

Si dans les observations ci-dessus on en est arrivé à poser l'indication de la mononévrotomie, il ne s'ensuit pas que la polynévrotomie soit condamnée. Toutes deux ont leurs indications et leurs contre-indications.

La polynévrotomie a été employée plusieurs fois et a donné des résultats favorables; seulement jusqu'à ce jour elle n'a pas été nécessitée par les règles que l'on essaye de faire prévaloir.

Il peut arriver qu'une névralgie occupe plusieurs nerfs à la fois, il faut alors faire la section de tous les nerfs malades. Comme dans les cas précédents, il s'agit de bien déterminer quels sont les nerfs atteints, et une fois reconnus, les sectionner sans s'inquiéter de l'irradiation douloureuse dans d'autres départements nerveux.

Mais il n'est pas de mon sujet de m'étendre sur les moyens de diagnostic. Je me borne à insister sur ce point que la mononévrotomie n'est pas, ainsi que quelques auteurs ont avancé, une opération contre-indiquée. Outre les observations précédentes, elle s'appuie encore sur d'autres, et ses succès nombreux montrent assez que la crainte de la diffusion périphérique est le plus souvent illusoire.

J'ai pu recueillir cent trent-cinq observations de névrotomie pour névralgies. Sur ce nombre il y a quatre-vingt-seize observations de mononévrotomie et trente-neuf observations de polynévrotomie.

Les trente-neuf observations de polynévrotomie comprennent dix-huit observations de polynévrotomies successives et vingt et une de polynévrotomies simultanées.

Les tableaux ci-après font voir les résultats obtenus :

1. SUCCÈS

	Nombre de malades opérés	Guérisons immédiates	Guérisons éloignées	Demi-succès	Total des guérisons	Nombre de guérisons obtenues sur 100 opérés
Mononévrotomie	96	60	3	2	65	67,7
Polynévrotomie successive. .	18	8	1	1	10	55,5
Polynévrotomie simultanée. .	21	12	1	»	13	66,6
Totaux.	135	80	5	3	88	65,2

2. INSUCCÈS

	Nombre de malades opérés	Insuccès et récidives immédiates	Nombre de ces insuccès pour 100 opérés	Récidives éloignées	Nombre de ces récidives pour 100 opérés	Total des récidives	Nombre de tous les insuccès par 100 opérés
Mononévrotomie	96	16	16,6	14	14,5	30	32,2
Polynévrotomie successive.	18	5	27,7	3	16,6	8	44,4
Polynévrotomie simultanée.	21	3	13,3	4	19	7	33,3
Totaux.	135	24	17,	21	15,5	45	33,3

On remarquera dans ces tableaux que la mononévrotomie et la polynévrotomie ont donné d'excellents résultats, que l'avantage statistique est pourtant encore à la mononévrotomie, que cette dernière ne donne que 14,5 récidives pour cent, tandis que la polynévrotomie en donne 19.

CHAPITRE II

DES SUTURES NERVEUSES

De même que la théorie de la suppléance sensitivo-motrice éclaire la pratique de la névrotomie dans les névralgies, de même elle sert à juger certaines questions relatives aux sutures des nerfs.

Pendant longtemps les phénomènes de la régénération nerveuse ont été peu connus. Aussitôt que l'on avait constaté un retour de la sensibilité et de la motilité, on croyait que les deux bouts nerveux s'étaient réunis, et que la circulation nerveuse était rétablie; et lorsque le retour des fonctions était tellement prématuré qu'il était matériellement impossible d'admettre que la réunion ait pu être obtenue, on faisait toute sorte d'hypothèses, on croyait même que l'influx nerveux franchissait le vide pour circuler de la même manière que l'étincelle électrique.

Mais toutes ces hypothèses plus ou moins ingénieuses ne pouvaient résister à une discussion; l'interprétation fournie par la doctrine des suppléances sensitivo-motrices devait jeter un jour considérable sur la question.

Les travaux de Vulpian, de Magnien, de Dubreuil, de

Laveran, avaient démontré qu'il n'y avait jamais de réunion immédiate, et que le travail de régénération nerveuse passait par les différentes phases de dégénérescence et de réparation. Il fallait donc admettre un espace de temps relativement long entre le moment où la réunion des nerfs est faite et le moment où la réparation s'est accomplie.

Cet espace de temps a été difficilement apprécié chez l'homme ; les uns ont cru à une régénération complète au bout de quelques jours, d'autres au bout de quelques mois, alors que souvent ce retour des fonctions pouvait être interprété par les phénomènes des suppléances sensitives et motrices. C'est ainsi que M. Létiévant dans son Traité des sections nerveuses, explique une quantité de faits restés obscurs et en butte aux discussions les plus diverses. Il faut donc bien connaître les conséquences tirées de la théorie des suppléances, car elles seules peuvent nous permettre de juger sûrement du retour intégral des fonctions.

M. Létiévant sectionne au tiers supérieur du bras, le nerf médian d'un malade atteint de tétanos, cette section eut lieu le 22 décembre 1867, il conservait encore au 25 octobre 1868 la motilité et la sensibilité suppléées les mieux caractérisées et les mieux démontrées, dans la main et dans les doigts. Au quatorzième mois, le retour à l'état normal prenait une marche rapide, et enfin au dix-neuvième mois (20 juillet 1869), le retour des fonctions est complet.

Ce nerf médian a donc mis dix-neuf mois pour se régénérer, et c'est l'auteur lui-même de la théorie qui constata ce retour des fonctions, alors que d'autres observateur avaient cru la régénération faite depuis longtemps.

On pourra peut-être objecter que si la réparation est si

longue à obtenir, il serait préférable de ne pas faire de suture et de laisser la nature agir elle-même comme dans le cas prédédent.

En effet il y a un grand nombre de cas où la régénération peut se faire sans intervention ; mais très souvent aussi les bouts nerveux sont trop écartés, et les tubes nerveux de néo-formation ne peuvent franchir un espace trop grand, rempli de tissu cicatriciel plus ou moins compact ; ou bien encore les deux bouts, quoique peu écartés, peuvent être tenus séparés par les tissus environnants, On en verra des exemples dans les observations qui vont suivre. Et il est alors facile de comprendre que la suture favorisant l'affrontement exact des deux bouts, permette d'espérer plus sûrement la régénération.

De plus il a été démontré par de nombreuses expériences sur des animaux (Vulpian, Magnien, etc.), que la suture nerveuse hâtait le travail réparateur, et Verneuil dans un fait qui sera rapporté plus loin, établit cliniquement cette conséquence.

La suture nerveuse comme opération, est peu dangereuse; je n'insisterai pas sur ce point; il suffira de lire les observations pour se convaincre de ce que j'avance. Les quelques complications que l'on pourrait y constater se rencontrent à la suite des opérations les plus bénignes, et il serait oiseux de les mettre exclusivement sur le compte de la suture nerveuse.

Comme résultat obtenu, l'étude en reste encore à faire, et il est de toute nécessité de tenir compte des données que nous fournit la doctrine des suppléances sensitivo-motrices.

Jusqu'à présent les observateurs n'ont pas reconnu à

quel moment le nerf suturé avait repris ses fonctions. Parmi les dix-sept observations rapportées ci-après, on a admis le retour des fonctions après un temps relativement très court; on verra dans la discussion de ces faits, qu'il est impossible de croire à une si prompte régénération. C'est qu'on n'a pas tenu compte des phénomènes de la suppléance, probablement parce qu'on ne les connaissait pas. Si l'on veut discuter toutes ces observations, il en est peu qui résistent à la critique.

Observation I. — *Résection du nerf médian au bras pour un névrome. — Réunion des deux bouts du nerf par une suture de fil mécanique.* (Nélaton, *Gazette des hôpitaux*, 1864.) — La première suture nerveuse fut pratiquée par Nélaton le 24 avril 1863, sur une femme âgée de 24 ans, qui portait un névrome à la partie interne et supérieure du bras gauche. La description de cette observation est trop connue pour être rapportée de nouveau, on peut la relire dans la *Gazette des hôpitaux* de 1864, et dans le *Traité des sections nerveuses* de M. Létiévant. Elle fut l'objet d'une vive discussion à la Société de chirurgie, entre M. Verneuil et M. Houel. Ce dernier concluait à la régénération nerveuse.

Obs. II. — *Section accidentelle du nerf médian à l'avant-bras. — Réunion par suture.* (Laugier, note à l'Académie des sciences, 20 juin 1864[1]). — Le 13 juin 1864, Laugier fit la suture du nerf médian sur un malade de son service, à la suite d'une blessure grave de l'avant-bras gauche.

Il communiqua le fait à l'Académie des sciences, en constatant le retour complet de la sensibilité le vingt-cinquième jour de l'opération.

Obs. III. — *Section accidentelle du médian. — Réunion des deux bouts du nerf par suture.* (Richet, *Gaz. des hôp.* 1867). — M. Richet constata la division complète du médian chez une

[1] Les détails de cette observation sont consignés dans la *Gaz. des Hôp.*, (1864) et dans le *Traité des sections nerveuses.*

jeune femme qui s'était fait une large plaie transversale au-dessus du poignet. — Réunion des deux bouts du nerf avec un fil de soie traversant le névrilème. — La sensibilité était un peu revenue.

Obs. IV. — *Section accidentelle du médian et du cubital.* — *Suture du nerf médian* (Verneuil[1]). — Un homme eut le médian et le cubital coupés par un morceau de verre. La suture fut pratiquée par M. Verneuil sur les bouts du médian, et ne put l'être sur ceux du cubital. La sensibilité a commencé à paraître sur le trajet du médian; ce n'est que longtemps après qu'elle reparut sur les parties où se rend le cubital.

Obs. V. — *Section du nerf radial datant de deux ans et demi.* — *Réunion par suture des deux bouts nerveux après avivement* (M. Létiévant[2]). — Un jeune soldat, André M..., reçut à la région interne et inférieure du bras gauche une blessure qui occasionna la section du nerf radial. — Le 4 août 1869, après avoir recherché les deux bouts du nerf, suture avec du fil métallique. — Quand il sortit le 20 septembre 1869, il avait encore les caractères de motilité et de sensibilité par suppléance. Il n'a pas été revu depuis.

Obs. VI. — *Section simultanée et accidentelle des nerfs médian et cubital à l'avant-bras.* — *Réunion des bouts nerveux par suture.* — *Rupture de la suture le septième jour* (M. Létiévant[3]). — Nicolas M..., âgé de 25 ans, reçoit un éclat de fusil à l'avant-bras gauche le 21 septembre 1871, d'où il résulta la section des nerfs médian et cubital avec perte de substance. Les deux nerfs furent réunis par suture, mais des mouvements désordonnés firent rompre la suture.

La réunion ne se fit pas.

Obs. VII. — *Section accidentelle et simultanée du médian et du cubital au bras.* — *Suture à lambeaux des bouts nerveux* (M. Létiévant[4]). — Le 13 mars 1872, M. Létiévant pratiqua la

[1] Tillaux, thèse d'agrégation, 1866.

[2] Voir les détails de cette observation dans le *Traité des sections nerveuses.*

[3] *Ibid.*

[4] *Ibid.*

suture par autoplastie des deux nerfs médian et cubital, chez A. W..., âgé de 24 ans, qui avait eu ces deux nerfs divisés à la suite d'une blessure reçue à la bataille de Montbelliard. — Le malade revu très longtemps après ne présentait que le retour de la motilité et de la sensibilité par suppléance.

Obs. VIII. — *Section accidentelle du nerf médian. — Suture de ce nerf* (Vogt de Greifswald)[1]. — Paul M..., cellier, âgé de 19 ans, se fit le 28 avril de l'année 1875, en tombant sur des tessons d'assiettes, une blessure de 4 centimètres sur la face antérieure de l'avant-bras gauche; la section était parallèle au poignet, à 3 centimètres environ au-dessus de lui, et s'étendait du siège de l'artère cubitale jusqu'au bord radial de l'avant-bras. La blessure parut insignifiante et l'on se contenta d'appliquer un pansement simple; mais au milieu de la nuit suivante, il se déclara une hémorrhagie très profuse qui dut faire penser à la lésion d'un gros vaisseau.

A un examen plus attentif, M. le professeur Vogt, qui fut appelé le matin en consultation par un collègue, trouva l'artère radiale sectionnée, et, ce à quoi il fallait s'attendre d'après les plaintes du patient sur la *surdité* de la paume de la main, et d'après les recherches faites relativement à la sensibilité dans les parties de la peau auxquelles le médian fournit, il trouva, disons-nous, ce nerf coupé. L'artère ayant été liée en haut et en bas avec la ligature organique, on fit une suture nerveuse avec le fil organique n° 2 sur les bouts du nerf, en prenant seulement le tissu cellulaire périnerveux. Les bouts furent exactement mis en contact. La blessure fut ensuite recouverte de ouate phéniquée et la main fixée en flexion palmaire dans un bandage.

La plaie guérit avec une très faible suppuration. On n'eut à retirer de la suture nerveuse que le nœud, sans avoir besoin de tirailler en quoi que ce soit sur les extrémités du nerf pour retirer l'anse du point de suture, puisque le fil s'était résorbé. Au bout de quatorze jours le patient avait recouvré entièrement la sensibilité dans la paume de la main et dans les doigts innervés par le médian, et au bout de trois semaines il pouvait, comme avant, remplir l'emploi de cellier chef.

[1] *Zur Casuistic der Nervennaht.* Thèse inaugurale passée devant la Faculté de Greifswald, par Johan Wlaslowski, 1875.

Le 21 juin, par conséquent huit semaines après l'accident, le malade présentait à la place décrite une belle cicatrice plate, de 3 centimètres de longueur. La sensibilité à la douleur, à la température et au toucher était parfaite à la main et aux doigts; l'opposant du pouce fonctionnait aussi très normalement.

Comme suite de l'accident, il ne resta qu'une plaque insensible de la grandeur d'un marck, située au-dessous de la cicatrice, à sa périphérie. Cette plaque répond exactement au département innervé par le rameau cutané palmaire du médian, qui devait naturellement, à cause de sa situation superficielle, avoir été coupé et qui, très probablement, ne s'était pas réuni. Dans ce cas les anastomoses de ce nerf cutané ne purent donc pas rétablir la sensibilité dans tout son département.

Obs. IX. — *Plaie de l'avant-bras. — Section accidentelle du nerf médian. — Suture de ce nerf* (Daniel Mollière). — Cette observation a été rapportée en détail dans la première partie de ce travail (Observation VI).

Obs. X. — *Suture du nerf médian* (M. Le Dentu)[1]. — « J'ai vu, l'an dernier, un jeune garçon atteint d'une plaie à la partie inférieure de l'avant-bras. A ma première exploration je constatai que le nerf médian était divisé à peu près dans ses cinq sixièmes.

« Les mouvements de l'éminence thénar étaient conservés, mais il y avait insensibilité de tous les points des téguments innervés par le médian.

« Je fis la suture du nerf, puis j'observai attentivement le malade et je constatai de la façon la plus manifeste que la sensibilité se rétablit graduellement de la périphérie au centre. C'est donc là un fait bien démontré de la suppléance sensitive.

« Faut-il en conclure que la suture nerveuse n'a joué qu'un rôle tout à fait secondaire, peut-être nul? Je n'en sais rien, mais je crois néanmoins qu'il n'y a aucun inconvénient à la tenter, car la névrite et les troubles trophiques qu'elle détermine sont loin d'être la règle.

Obs. XI. — *Section du grand nerf sciatique. — Suture ner-*

[1] Société de chirurgie, 1876.

veuse. — *Guérison* (M. Weelhouse de Leeds)[1]. — « Le 5 mai 1875 un malade nommé Adam S..., cultivateur, âgé de 22 ans, entra dans mon service à l'infirmerie de Leeds. Il marchait avec des crosses et des béquilles ; son membre inférieur gauche, complètement paralysé, il nous dit qu'il venait nous prier de l'amputer, parce qu'il le gênait.

« Il nous raconta ainsi son histoire : Neuf mois auparavant, pendant que sur le soir il retournait chez lui, portant sa faux sur l'épaule, il essaya, pour raccourcir son chemin, de franchir une haie. Dans ce mouvement la pointe de sa faulx s'embarrassa dans la haie, le malade fut précipité violemment en arrière et tomba la partie postérieure de la fesse sur le tranchant de l'instrument. Il en résulta une plaie profonde dont la cicatrice avait neuf pouces de long, lorsque je vis le malade neuf mois après.

« Il perdit beaucoup de sang et resta plusieurs heures sur le lieu de l'accident. Apporté chez lui, l'hémorrhagie fut arrêtée, la blessure pansée ; la guérison se fit lentement. Le malade s'aperçut durant sa maladie, que le membre maigrissait, dépérissait peu à peu et qu'il n'avait aucun signe manifeste du retour de la sensibilité.

« Certain jour, lorsqu'il se sentit capable de quitter le lit, il s'aperçut que, quoique la plaie fût complètement guérie et que son membre eût le sapparences de la santé, il était complètement paralysé. La sensibilité était complètement perdue dans toute la distribution du nerf sciatique ; aucun mouvement volontaire n'était possible, et les jointures étaient relâchées.

« Après avoir essayé de tous les remèdes, sans succès, le malade vint à l'hôpital demander l'amputation.

« Tout le mal venait de ce que le sciatique avait été divisé et que les deux bouts ne s'étaient pas réunis dans la cicatrice. Nous avions donc là une occasion de voir si les nerfs divisés sont susceptibles de réunion ultérieure.

« Je montrai le cas à mes collègues. Le docteur Clifford Allbutt fit l'examen électrique et constata que l'irritabilité n'était pas tout à fait perdue, mais peu s'en fallait. D'autres chirurgiens furent d'avis que si les moyens ordinaires ne donnaient pas aux

[1] *Addres in Surgery.* By C. G. Wheelhouse, senior surgeon to the Leeds general Infirmary. (*Medical Times and Gazette*, 17 août, 1878).

nerfs un moyen de fonctionner, il serait bon d'essayer la réunion des deux bouts divisés avant de pratiquer l'amputation. Le malade fut averti ; je fis l'opération suivante :

« Par une incision faite à la partie postérieure de la cuisse, et après une dissection délicate, j'arrivais sur le nerf blessé, complètement coupé. Les deux bouts étaient situés à deux pouces de distance l'un de l'autre, dans un tissu cicatriciel serré. Le bout supérieur se terminait par un renflement volumineux, l'inférieur était atrophié. Tous les deux furent rendus libres de leurs adhérences, le renflement bulbeux du bout supérieur fut excisé. Les deux nerfs furent alors coupés par une section oblique pénétrant jusqu'au tissu nerveux sain. Quand je voulus essayer de les rapprocher, je les trouvai raccourcis, et ne les mis en contact, qu'après avoir fléchi les genoux. Cela me permit de suturer, sans tirailler. La suture fut faite avec du catgut trempé dans l'acide phénique. La blessure fut très bien pansée et le genou fortement fléchi.

« Sans vous fatiguer par de longs détails, laissez-moi vous dire que peu à peu, jour par jour, semaine par semaine, la sensibilté revenait dans le membre. A la cinquième semaine, je relâchai un peu le lien qui fléchissait la jambe, et, petit à petit, je mis la jambe dans la position rectiligne. Je trouvais que la sensibilité revenait, et les mouvements volontaires aussi. Le 7 août, le malade quittait l'hôpital, marchait très bien avec deux simples bâtons, L'amélioration a continué, et tout l'hiver dernier le malade put marcher sans se servir d'aucun soutien. Je dois dire, toutefois, que le membre était toujours un peu amaigri. »

Observation XII. (Inédite.)— *Section accidentelle du médian. — Suture nerveuse.* (M. Atkinson de Leeds)[1]. — G. H..., laboureur, âgé de 50 ans, s'était fait une blessure à la hauteur de l'articulation du coude, avec division oblique des muscles rond pronateur et fléchisseur superficiel des doigts. Ceci se passait dans le mois de septembre 1874. L'accident avait été occasionné en manœuvrant une machine agricole.

Lorsqu'il arriva à l'hôpital il n'avait pas perdu de sang parce

[1] Cette observation a été communiquée par M. Atkinson, chirurgien à l'hôpital général de Leeds, qu'il en reçoive ici l'expression de mes sincères remerciments.

que l'artère brachiale avait été épargnée, mais on trouva que la sensibilité était complètement abolie dans les doigts innervés par le nerf médian.

Ce nerf fut trouvé complètement sectionné, les deux extrémités furent réunies par une suture de catgut; l'avant-bras fléchi sur le bras, est retenu dans cette position par un bandage.

Le retour de la sensibilité commença dans les doigts au bout de deux à trois semaines. Il avait recouvré toute sa sensibilité au bout de trois mois.

Aucun accident ne se produisit pendant le travail de cicatrisation.

Observation XIII. — *Névrome du nerf médian. — Résection du nerf. — Réunion des deux bouts.* (M. Notta) [1]. Névrome du volume d'une noisette siégeant à 5 centimètres au-dessus du poignet.

Réséquant au moins 3 centimètres du nerf médian, M. Notta pensa qu'il était prudent de placer au-dessus et au-dessous de la tumeur, avant la résection, l'anse du fil métallique qui devait rapprocher les deux bouts. Il évitait ainsi des recherches qui auraient pu être plus ou moins difficiles par suite de la rétraction des deux bouts, et qu'en tous cas il y avait avantage à ne pas faire au point de vue de la réunion par première intention qui pouvait être tentée. Les bouts du nerf furent facilement rapprochés.

Que la réunion ait eu lieu immédiatement ou secondairement, puisque la plaie a suppuré, M. Notta pense que la suture a assuré le rétablissement de la fonction du nerf et même dans un délai beaucoup plus court qu'on n'aurait pu le supposer avec une aussi grande perte de substance.

Le lendemain de l'opération, la sensibilité était abolie dans tous les points où s'épanouit le nerf médian.

Le troisième jour apparaissent des fourmillements dans l'index, le médius et le pouce; ils cessent le vingtième jour, pour reparaître le trente-troisième, et persister ensuite longtemps avec une intensité variable. Ils sont en voie de diminution lorsqu'apparaissent, vers le cinquantième jour, sur la surface palmaire de

[1] Société de chirurgie, 1873.

la dernière phalange de l'index et du médius des troubles trophiques caractérisés d'abord par des bulles.

Quelques jours après, les fourmillements redoublent d'intensité et, au niveau des bulles, il se produit de véritables eschares. Ces eschares, fort lentes à se détacher, laissent des plaies qui mettent un temps très long à se cicatriser.

La plaie de l'index n'est fermée que quatre mois après l'opération, et deux mois et demi après son apparition ; celle du médius n'est cicatrisée que cinq mois après son début.

Fait remarquable, le retour de la sensibilité s'est effectué parallèlement à l'évolution des troubles trophiques et d'une façon tout à fait indépendante.

Dès le treizième jour, la sensibilité de l'annulaire est redevenue normale, probablement dit l'auteur, à cause des anastomoses nombreuses avec les rameaux du cubital.

Le seizième jour, on constate le retour de la sensibilité sur les éminences thénar et hypothénar ; mais les faces palmaires de l'index, du médius et du pouce restent complètement insensibles.

Le trente-sixième jour, la sensibilité commune commence à reparaître dans les trois doigts, et le cinquantième jour, alors qu'elle est presque normale au médius, les troubles trophiques apparaissent sur ce doigt.

A partir de ce moment la sensibilité se fait lentement, graduellement ; et au commencement du quatrième mois elle est complète, tandis que les troubles trophiques persistent encore plusieurs mois après.

OBS. XIV. — *Section du nerf cubital.* — *Réunion par suture* (M. Hulke). — M. Hulke, chirurgien de Middlessex Hospital à Londres, a réuni, il y a quelques jours, le nerf cubital qui avait été divisé accidentellement[1].

[1] Au moment de mettre sous presse, je reçois la communication suivante que M. Hulke, de Londres, a eu la bienveillance de nous envoyer, je lui en exprime ici ma profonde reconnaissance.

« Le nerf cubital avait été complètement coupé, depuis quinze semaines, par une ardoise qui tombait d'un toit pendant un orage, et quelques esquilles sont restées dans l'intérieur du nerf. Le malade avait une névralgie insupportable, une anesthésie complète dans la distribution cutanée et une paralysie motrice. Le résultat de l'opération (la suture du nerf) promet déjà

Obs. XV. — *Suture du nerf cubital* (M. Jessop)[1]. — M. Weelhouse, chirurgien de l'hôpital de Leeds, raconte dans son rapport chirurgical à la *British médical association*, que M. Jessop, son collègue, avait réuni avec succès, les deux bouts du cubital.

Obs. XVI. (inédite). — *Section accidentelle du nerf médian à l'avant-bras. — Suture des deux bouts du nerf* (Létiévant). — Un jeune homme âgé de 28 ans entre à l'Hôtel-Dieu, dans le service de M. Létiévant, courant de juin 1875. La veille, il était tombé sur des débris de verre. Il en était résulté une plaie, située à cinq centimètres au-dessus du poignet, avec section du nerf médian.

A la visite, M. Létiévant ayant reconnu les deux extrémités du médian divisé, en fit la suture. — La plaie guérit rapidement, et lorsque le malade sortit, trois semaines après, il présentait encore sur le département du nerf médian tous les phénomènes de la suppléance sensitivo-motrice.

Obs. XVII. — *Plaie accidentelle de l'avant-bras. — Section du nerf médian. — Suture de ce nerf* (M. Daniel Mollière). — Cette observation inédite, a été exposée plus haut dans la première partie (Observation IV).

Je crois inutile de revenir sur la discussion des faits de réunion par suture des nerfs, qui ont été pratiqués

beaucoup, la névralgie a cessé immédiatement; vers un mois la sensibilité de la peau était constatée hors de doute, et six semaines après, quand il est allé chez lui, il pouvait toujours indiquer exactement, les yeux étant fermés, le point de contact d'un crayon légèrement pressé sur la peau. Depuis quelques jours j'apprends qu'il a repris son métier de forgeron. »

C'est avec plaisir que je lirai les détails complets de ce fait très intéressant, que M. Hulke se propose de communiquer à la « *Clinical Society of London.* » Je pourrai alors mieux apprécier les points sur lesquels j'insiste dans le cours de ce travail, savoir : le retour de cette sensibilité à la sixième semaine est-il bien le résultat de la régénération du nerf? Ne pourrait-on pas y trouver quelques caractères de la suppléance sensitivo-motrice ?

[1] *Medical Times and Gazette*, 17 août 1878.

avant la connaissance de la théorie des suppléances sensitivo-motrices.

Déjà la valeur des faits de Nélaton, Laugier (Observations I et II) a été discutée. Les faits de Richet et Verneuil (Observations III et IV) n'ont pas été suivis assez longtemps, ni publiés avec assez de détails, pour qu'on puisse en tirer des conclusions absolues au point de vue de la régénération.

Les trois faits déjà publiés de M. Létiévant (Observations V, VI et VII) n'ont pu être tous suivis ; un seul a pu être observé plusieurs fois dans ces derniers temps, et il présente toujours les phénomènes de la suppléance sensitivo-motrice, bien que le blessé puisse se servir activement de sa main (Observation VII). Ce dernier, il est vrai, est le résultat d'une autoplastie nerveuse, seul exemple de ce genre d'opération.

Jusque-là on peut donc dire qu'il n'y a pas eu d'observations démonstratives de régénération nerveuse après la suture d'un nerf. Depuis, des faits nouveaux ont paru, et quelques-uns d'entre eux ont été donnés par leurs auteurs comme des exemples de succès. Si pour deux ou trois faits le doute ne saurait exister, il n'en est pas de même des autres, qui ne présentent aucune garantie de certitude absolue. Ce que les auteurs ont observé n'est peut-être que le résultat d'un retour de la motilité et de la sensibilité par suppléance ; il importe de le signaler afin de prévenir les erreurs que l'on pourrait de nouveau commettre.

Voici d'abord l'observation rapportée par Wlaslowski (Observation VIII). Cet auteur dit qu'au quatorzième jour la sensibilité commence à revenir. A coup sûr, il ne saurait être question à cette date d'une sensibilité autre que celle due à la suppléance.

Il ajoute qu'elle est parfaite au bout de huit semaines. On sait que des auteurs très autorisés ont cru à une régénération dans des cas semblables, tellement le retour de la sensibilité semblait parfait.

L'ignorance dans laquelle l'auteur paraît être au sujet de la théorie des suppléances a pu sans doute l'égarer, et sans vouloir nier d'une manière absolue le résultat constaté, je crois qu'il y a lieu de tenir cette observation en très grande réserve. D'ailleurs des détails précis sur la motilité et la sensibilité auraient pu jeter un jour plus grand sur cette question.

Quand il y a régénération du nerf, les phénomènes se passent d'une manière qu'il faut connaître. Ainsi en voici un exemple qui a été fort bien observé et bien suivi par son auteur, M. Mollière (Observation IX). Vers le cinquantième jour, il n'y avait encore que de la sensibilité et de la motilité par suppléance, il y avait commencement d'atrophie de l'éminence thénar. Au dixième mois, la sensibilité était revenue à l'état normal, M. Mollière pouvait le faire constater à ceux qui étaient présents dans son service. Les muscles de la région thénar, restés longtemps atrophiés, étaient encore faibles, mais ils exécutaient très bien les mouvements volontaires.

Dans ce fait, l'auteur, très au courant des phénomènes des suppléances nerveuses, put donc observer sa malade et ne pas confondre le retour des fonctions par suppléance auec le retour des fonctions par régénération.

En effet les expérimentations et les observations ont démontré que le bout périphérique d'un nerf sectionné subit toujours la dégénérescence. Cette dégénérescence ne peut se constater anatomiquement que par l'atrophie des muscles innervés par le nerf dégénéré, et physiologiquement par l'ensemble des phénomènes moteurs et sensitifs dont il a été parlé. Et le travail réparateur ne commence qu'après un temps que les observations actuelles ne nous permettent pas encore de fixer, mais qui dans ce dernier cas n'a pas été moindre que dix mois.

Je peux encore ajouter à ce fait une autre observation (Obs. X), où l'auteur, M. Le Dentu, a pu constater, avant que son malade ait récupéré ses fonctions, que les phénomènes observés n'étaient que le résultat de la suppléance. Il est fâcheux qu'il n'ait pas été fait mention des dates, ni d'autres détails plus complets.

Ce sont les deux seuls faits qui ont été observés avec méthode et peuvent faire foi absolue de la régénération nerveuse.

Je ne veux pas nier la valeur des autres observations; on a pu constater le retour complet des fonctions nerveuses; mais était-ce le résultat de la régénération du nerf? c'est ce qui n'a pas été suffisamment démontré, et on n'a pas paru se mettre assez en garde contre les phénomènes de la suppléance, qui ont été si souvent la source d'erreurs les plus manifestes.

L'Observation XI parle de la suture du nerf sciatique. Ce fait paraît assez obscur, le malade ne marchait qu'à l'aide du bâton, l'électrisation avait montré que toutes les fonctions musculaires n'étaient pas éteintes, puis ensuite on se borne à dire vaguement que la sensibilité revenait, que le malade marchait avec des béquilles, qu'au troisième mois le retour des fonctions était complet. Il paraît bien étonnant qu'à cette époque la régénération ait eu lieu. Il est probable que le nerf mis en voie de régénération par sa suture, que les muscles soigneusement électrisés, ont fait croire au retour de la sensibilité et de la motilité comme résultat de la régénération, tandis que ce n'était encore que de la sensibilité et de la motilité par suppléance.

Dans les deux observations II et III rapportées plus haut dans la première partie de ce travail, les malades sectionnés de leur sciatique accomplissaient très bien leurs fonctions, ils marchaient sans bâton, presque sans boiter, et l'un surtout pouvait se livrer à de très longues marches. La malade dont parle Marjolin pouvait même s'adonner aux exercices de la danse. Et cependant ici il est constaté qu'il n'y a pas régénération nerveuse.

Est-il donc bien certain que le malade de Weelhouse ne présente pas encore au troisème mois les phénomènes de la suppléance sensitivo-motrice?

M. Atkinson (Observation XII) nous apprend que son malade avait récupéré ses fonctions le troisième mois. Il est possible que le fait soit exact, que la régénération ait eu lieu, mais que l'auteur me permette de faire quelques réserves jusqu'à ce qu'il ait bien constaté qu'il n'a pas eu affaire aux suppléances.

M. Notta (Observation XIII) communiqua à la Société de chirurgie en 1876, un cas de suture du nerf médian après la résection de trois centimètres de ce nerf pour un névrome. L'auteur dit qu'au commencement du quatrième mois la sensibilité était complète. Ici encore pas de détails ; cependant on a observé à plusieurs reprises l'état de la sensibilité après l'opération.

Le lendemain il y avait insensibilité; le treizième jour la sensibilité de l'annulaire était devenue normale: le seizième jour, retour de la sensibilité sur les éminences thénar et hypothénar; le trente-sixième jour, la sensibilité commence à reparaître dans les trois doigts; au cinquantième jour elle est normale au médius. A partir de ce moment, elle se fait lentement, graduellement, pour être complète au quatrième mois.

Il est possible qu'au quatrième mois la régénération ait pu avoir lieu; si l'observation avait été accompagnée de détails plus complets concernant tout le département sensitif et moteur, il ne resterait à l'esprit aucun doute sur le résultat de l'opération.

Les observations XIV et XV manquent de détails et ne permettent de tirer aucune conséquence.

Dans les deux observations XVI et XVII il a été constaté la persistance de la sensibilité et de la motilité suppléées, une fois après trois semaines, une autre fois après le cinquantième jour.

Sur ces dix-sept observations, la régénération nerveuse n'aurait donc été constatée d'une manière absolue que dans deux cas (Observation IX et Observation X.)

Dans deux autres cas, il est probable que la régénération a eu lieu, mais le manque de détails ne permet pas d'être affirmatif. Ce sont les faits de MM. Atkinson et Notta. (Observations XII et XIII.)

Parmi les autres observations, quelques-unes affirment la régénération, mais ne la démontrent pas; les autres déclarent que les phénomènes observés sont ceux de la suppléance; elles laissent espérer pour une époque ultérieure la régénération du nerf suturé.

De cette étude, très incomplète du reste, on peut donc déjà conclure que la question du retour de la fonction après une suture nerveuse est difficile à apprécier, que l'illusion à ce sujet est facile, que l'on a un moyen d'éviter l'erreur d'interprétation dans la notion des phénomènes de suppléances.

CONCLUSIONS

I. Lorsqu'un nerf mixte a été sectionné, il se fait un trouble dans les endroits de distribution de ce nerf. Ce trouble porte soit sur un *département moteur*, soit sur un *département sensitif* possédant chacun des caractères particuliers.

Pour les *départements moteurs*, les muscles qui en font partie perdent leurs fonctions et s'atrophient. Il en résulte alors des troubles de motilité et des déformations variées.

Les muscles des départements nerveux voisins restés intacts suppléent dans leurs fonctions les muscles paralysés et permettent l'exercice de certains mouvements, qu'il ne faut pas confondre avec ceux qui sont produits à l'état normal. — C'est la *suppléance motrice*.

Les *départements sensitifs* occupent toute la surface cutanée qui était animée par le nerf sectionné. Ils ont des caractères qu'il est nécessaire de bien connaître :

1° Ils sont très nettement limités, et peuvent être circonscrits dans toute leur étendue.

2° Il se déclare peu de temps après la section, sur la périphérie du département une zone sensitive, qui va graduellement en s'étendant.

3° Cette sensibilité est plus ou moins intense, et au centre existent des points d'une étendue variable conservant des caractères anesthésiques complets.

4° La sensibilité que l'on retrouve dans l'étendue du département est due aux filets anastomotiques directs ou récurrents, existant avec les nerfs des départements voisins, et à l'ébranlement à distance des papilles saines voisines.

5° Il est possible, ainsi qu'il a été constaté dans certains faits, que cette sensibilité nouvelle soit aussi le résultat d'une néoplasie nerveuse ou formation nouvelle de réseaux nerveux.

Ces trois modes de perceptions des sensations : anastomoses, ébranlement papillaire, réseaux nouveaux, constituent la *suppléance sensitive.*

II. Comme conséquences à tirer des données fournies par la théorie des suppléances sensitivo-motrices et surtout de la connaissance exacte des départements sensitifs, il résulte des indications précises pour la pratique de la névrotomie dans les névralgies.

La mononévrotomie a guéri des névralgies ayant des irradiations très étendues. Elle doit être faite alors même que les accès douloureux retentissent dans les départements voisins de celui du nerf malade, s'il a été reconnu que ce tronc nerveux seul était affecté.

La polynévrotomie trouve aussi ses indications dans se

cas où l'observation du malade a démontré l'existence de l'élément morbide sur plusieurs troncs nerveux.

III. La théorie des suppléances sensitivo-motrices est destinée à éclairer la pratique de la suture nerveuse, dont les résultats encore obscurs ont été peu étudiés.

Par la connaissance des caractères des départements sensitivo-moteurs, on arrivera à ne pas confondre le retour des fonctions par suppléances avec le retour des fonctions dû à la régénération nerveuse.

TABLE

PREMIÈRE PARTIE

DE LA THÉORIE DES SUPPLÉANCES SENSITIVO-MOTRICES

DEUXIÈME PARTIE

CONSÉQUENCES PRATIQUES

LYON. — IMP. PITRAT AINÉ, RUE GENTIL, 4.

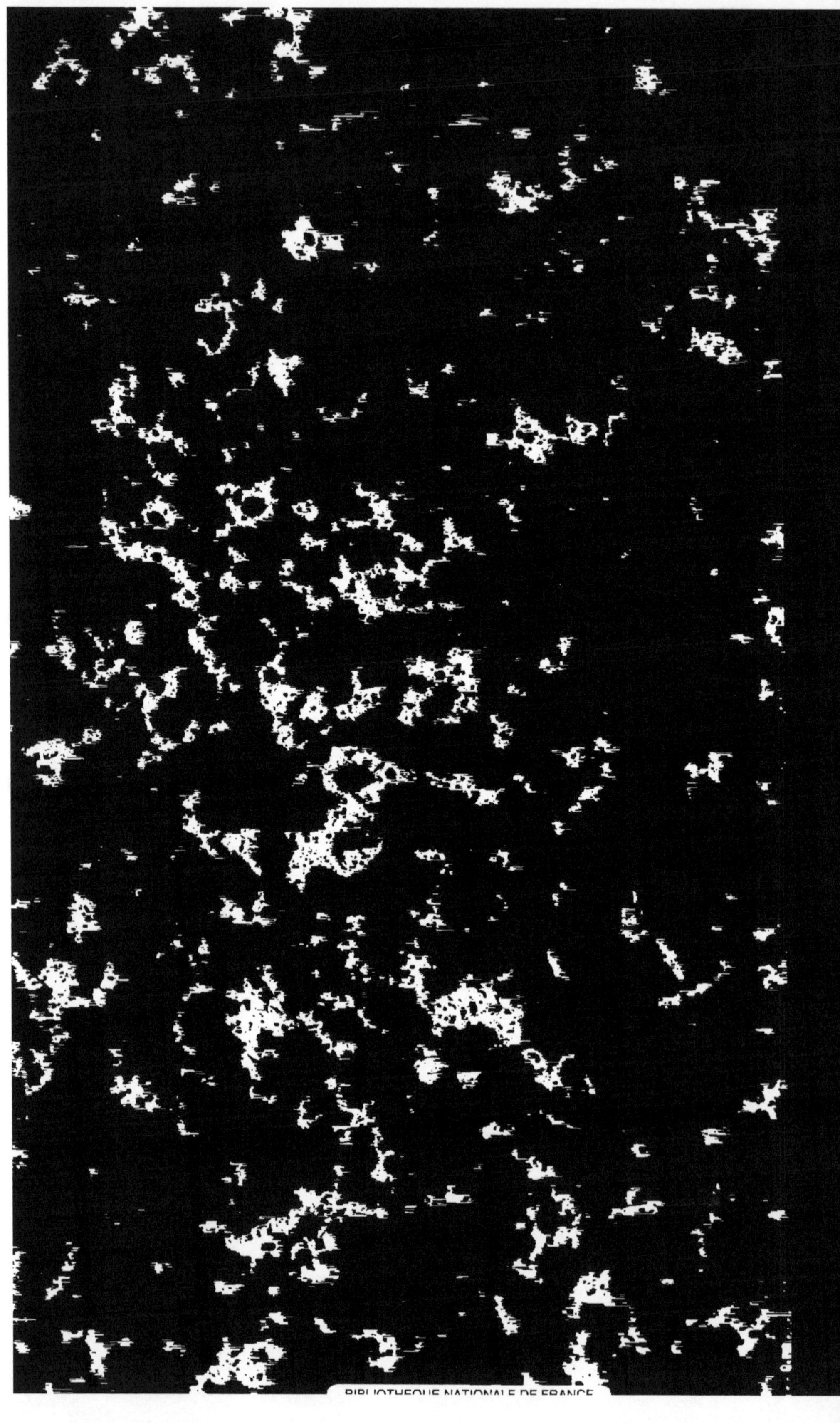

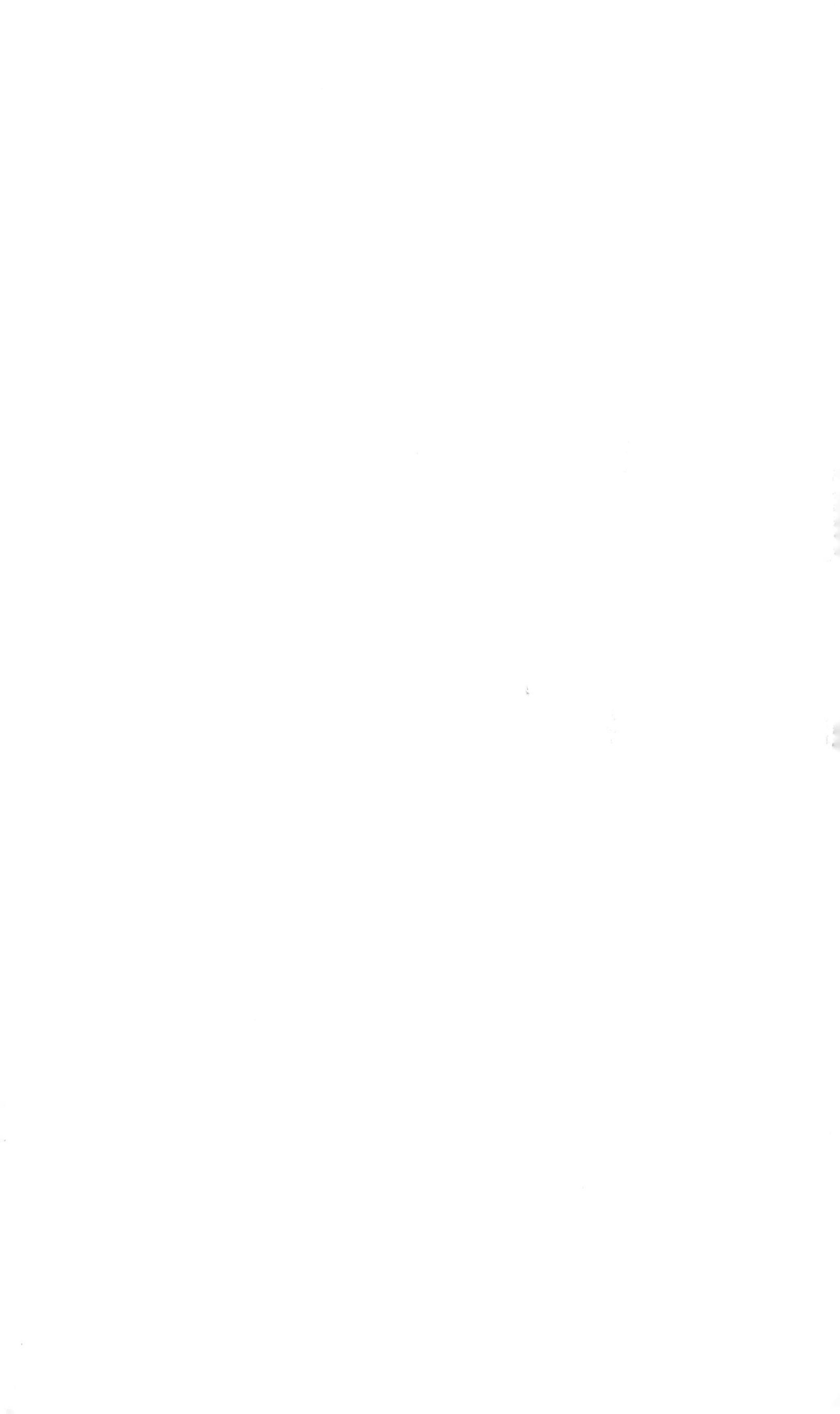